生物功能性全口义齿修复
常见问题与解析

主　审　李　江

主　编　吴　哲

副主编　梁　倩

编　者 （以姓氏笔画为序）

邢亦奇 （深圳市龙岗区耳鼻咽喉医院）

李　江 （广州医科大学附属口腔医院）

吴　哲 （广州医科大学附属口腔医院）

黄江勇 （广州医科大学附属口腔医院）

梁　倩 （广州医科大学附属口腔医院）

人民卫生出版社

·北　京·

自 序

1995年，我开始独立为无牙颌患者行全口义齿修复，在接触到生物功能性修复系统（biofunctional prosthetic system，BPS）之前，已经积累了不少全口义齿修复的经验。2018年，我有幸成为了生物功能性全口义齿（即依托生物功能性修复系统完成的义齿，本书暂定为生物功能性全口义齿，具体介绍见第一章）在国内推广的第一批实践者之一。在实践工作中，我很快发现与传统全口义齿修复相比，生物功能性全口义齿修复是一种完全不同的体验。它用主动边缘整塑、功能性印模方式替代了传统被动肌功能整塑、经验法制取印模的方式；它更加强调义齿边缘的形态要与口腔软组织的功能运动相协调，以实现边缘封闭，提高义齿固位力；它采用哥特式弓法客观记录水平颌位关系，使得记录更加客观准确。总之，生物功能性全口义齿修复通过客观、规范和流程化的诊疗步骤，把原来一些停留在理论层面的知识点轻松地穿插在全口义齿诊疗的全过程中，让全口义齿修复的最终效果有了更好的可预期性。以上诸多优点让我产生了生物功能性全口义齿是"万能"的想法，以致未能充分认识到某些细节对全口义齿修复效果影响的重要性，导致一些病例仍然出现了修复效果不佳的情况，超过了预期性。因此，我们通过对每一个案例的梳理、总结与改进，提炼出生物功能性全口义齿修复中应该关注的细节问题和处理，这些是本书内容的重要来源。

生物功能性全口义齿修复的理念刷新了我以前对全口义齿修复的认识。所谓"他山之石,可以攻玉",在熟练掌握生物功能性全口义齿修复的流程后,反过来将生物功能性全口义齿修复的理念应用于单颌全口义齿修复的改进、可摘局部义齿及种植体支持式活动义齿的修复中。这种融会贯通的感觉让我酣畅淋漓,并且让我更加热爱我的修复工作。

　　感谢口腔领域许多并未直接相识的同道的鼓励和催促,这是我完成此书的动力。此时,把本书分享于众,诚惶诚恐。因本人水平有限,如有不当之处,恳请批评指正。

　　患者的满意才是我们每天努力工作的动力,愿更多的口腔专业年轻医师和学生能阅读此书。

美哲

2024 年 1 月 1 日

　　生物功能性全口义齿修复凭借其标准化的诊疗流程及良好的修复效果，得到越来越多临床医生和患者的认可与青睐。随着该修复技术应用的日益增长，一些影响最终修复效果的问题也逐渐显现。我和团队对数年来开展的生物功能性全口义齿修复案例进行了细致的梳理与总结，并对这些常见的细节问题逐一解析。

　　本书的内容安排由浅入深，从生物功能性全口义齿修复标准流程入手，与传统全口义齿修复流程进行对比，明晰医生选择生物功能性全口义齿修复的意义。接着从五个方面分析生物功能性全口义齿修复的质量控制因素，详细阐述修复中每一环节的常见问题及处理方法。最后对生物功能性修复系统在单颌全口义齿修复中的应用进行拓展。该书运用大量临床案例图片，表现直观、易懂、易学，可以帮助读者非常形象化地理解书中所介绍的各种理念、策略和技术。本书适合从事全口义齿修复相关工作的医生学习和参考。我们希望通过本书帮助这些临床医生学习全口义齿修复的新理念，以提升其诊疗技术能力。

在此特别感谢南京大学医学院附属口腔医院骆小平教授,通过拜读骆老师带领团队翻译的阿部二郎先生的一系列著作,我对生物功能性全口义齿修复的理念有了清晰的认知。感谢冯海兰、徐军、陈吉华和于海洋四位教授的倾情指导,这对高质量地完成本书起到了高屋建瓴的作用。感谢广州医科大学附属口腔医院各级领导对本团队临床工作和该书编写工作的鼓励和支持;感谢团队成员的齐心协作;感谢每一位患者的信任与配合。因编者水平、能力的局限性,书中如有不当之处,恳请各位读者批评指正。

2024 年 1 月 1 日

目　录

第一章　生物功能性修复系统概述

一、生物功能性修复系统的定义

生物功能性修复系统（biofunctional prosthetic system，BPS）是由义获嘉公司（Ivoclar-Vivadent）基于德国图宾根大学 Rainer Strack 博士和牙科技师 Eugen Schleich 自 1955 年以来的一系列研究而开发的，该系统以坚实的科学依据作为支撑，从取模、颌位关系记录、排牙、聚合到完成，每个步骤均按照明确的程序执行，并使用义获嘉公司的设备和材料，以确保修复体的质量，同时减少患者的就诊次数。

二、生物功能性修复系统与生物功能性全口义齿的关系

生物功能性修复系统可应用于多种口腔修复治疗，包括全口义齿、单颌全口义齿、可摘局部义齿、传统覆盖义齿，以及种植体支持式覆盖义齿。由于该系统的操作技术相对客观且容易掌握，因此，目前越来越多的医生选择采用该系统进行全口义齿的修复。

然而，目前对于使用生物功能性修复系统完成的全口义齿，尚未有明确规范化的术语。综合国内口腔修复领域很有建树的专家意见，以及本书所要解决的全口义齿修复方面的问题，本书将"依托生物功能性修复系统完成的全口义齿"暂定为"生物功能性全口义齿"。相信随着学科的发展和该系统的不断推广和深入应用，未来一定会有针对该系统的专有名词。本书旨在帮助大家解决生物功能性修复系统在实际应用中所面临的问题，因此，书名暂定为"生物功能性全口义齿修复常见问题与解析"。

三、生物功能性全口义齿修复存在的问题

近 2 年来，生物功能性全口义齿修复在临床上得到了越来越多医生的认可和应用。然而，在生物功能性全口义齿修复的应用过程中存在一些临床操作不规范，甚至出现医生过度依赖技师完成椅旁操作的问题。这些问题主要源于医生临床技术水平的差异较大、缺乏正规培训，往往在对生物功能性全口义齿修复操作技术认知不足的情况下，就在临床实践中应用。因此，为解决在操作过程中出现的问题，结合我和团队在前期生物功能性全口义齿修复中所积累的经验，将遇到的问题进行总结和梳理，编写了本书。本书重点在于推广生物功能性全口义齿修复的规范操作和修复理念，分享在实施过程中对细节问题的把控以及对常见问题的分析。

四、生物功能性全口义齿修复的意义

牙列缺损和牙列缺失是人类的常见病和多发病。根据 2017 年第四次全国口腔健康流行病学调

查报告显示,65～74 岁年龄组的无牙颌患病率为 4.5%。虽然与第三次流调结果相比,无牙颌的患病率呈下降趋势(从 6.8% 下降到 4.5%),但是无牙颌患者的总体数量并未减少。根据联合国世界人口增龄预测报告,2010—2040 年,中国 60 岁以上人口比例将从 12.4% 增加至 28.1%。因此,无牙颌患者的数量仍将持续增加。

近几年,随着口腔种植技术的发展,牙列缺损和牙列缺失的首选治疗方案逐渐转向口腔种植修复。口腔种植义齿因其良好的固位特性、咀嚼效率,以及美观舒适而受到患者青睐。然而,由于高龄、基础疾病、牙槽嵴骨量不足及畏惧心理等原因,一些患者不能接受口腔种植治疗,还有一些患者由于承担不起高昂的口腔种植修复费用而寻求其他替代方案。因此,传统的全口义齿修复方式仍然是这些患者的首选。

然而,传统的全口义齿修复方式中存在一些问题,如颌位关系的记录不准确、人工牙排列不合理、充胶后变形,以及固位力不足等,这些问题严重影响全口义齿的最终修复效果。生物功能性全口义齿修复依托简单易行的标准化流程,极大地提升了全口义齿修复的效果,为这些无牙颌患者带来了更高品质的生活。

第二章　生物功能性全口义齿修复流程

总的来说,生物功能性全口义齿修复流程并不复杂,基于新材料和新设备的应用,能够有效改进传统全口义齿修复中许多主观性操作环节。生物功能性全口义齿修复的每一个步骤都需要严格按照操作规范来完成,需要医生、技师和患者的密切配合。

一、生物功能性全口义齿修复基本流程

生物功能性全口义齿修复的基本流程应在严格执行各环节操作规范的前提下,由临床端与技师端合作完成。

本书中我们将医生在椅旁对患者的操作称为临床端,技师在技工室对印模及模型的处置称为技师端。一组完整的基本流程需要患者就诊四次,其具体步骤如下:

(一)第一次就诊

1. 临床端处置

(1)制取初印模:检查患者口内情况,选择适宜的 AccuDent 无牙颌初印托盘,用棉卷擦去唾液及气泡。两位助手同时调拌藻酸盐印模材料,将高流动性印模材装入专用注射器,低流动性印模材放到无牙颌托盘上(图 2-1-1A)。取上颌印模时,医生轻轻牵开患者唇颊黏膜,用注射器沿着上颌结节、上颌前庭沟、上颌硬区,从后向前注入高流动性印模材料(图 2-1-1B),随即将上颌托盘旋转就位,轻轻扶住托盘不要用力施压,医生全程无需牵拉患者口唇做肌功能整塑(图 2-1-1C)。取下颌印模时,医生用注射器沿着磨牙后垫、下颌前庭沟以及舌侧口底黏膜皱襞,从后向前注入高流动性印模材料(图 2-1-1D),然后将下颌托盘就位,轻轻扶住托盘让患者舌体小幅度前伸(图 2-1-1E),随后保持下颌姿势位闭口状态,这样能够保证磨牙后垫呈自然舒展形态(图 2-1-1F)。待藻酸盐印模材凝固后,小心取出并检查印模在上颌结节、前庭沟黏膜转折以及磨牙后垫处是否完整清晰,有条件者可以用较细的记号笔将颤动线、磨牙后垫以及黏膜皱襞等标志描记在印模上。

(2)确定垂直距离:嘱患者端坐放松,用记号笔在其鼻尖及颏部各做一标记点。让患者下颌放松或上下唇自然闭合并向外轻柔呼气,用游标卡尺记录此时两个标记点之间的距离,即为下颌姿势位时的垂直距离(图 2-1-2)。用这个高度减去 2～3mm 左右的息止𬌗间隙,就初步得出了全口义齿修复所希望恢复的**相对适宜的咬合垂直距离**,将该距离固定在游标卡尺上。

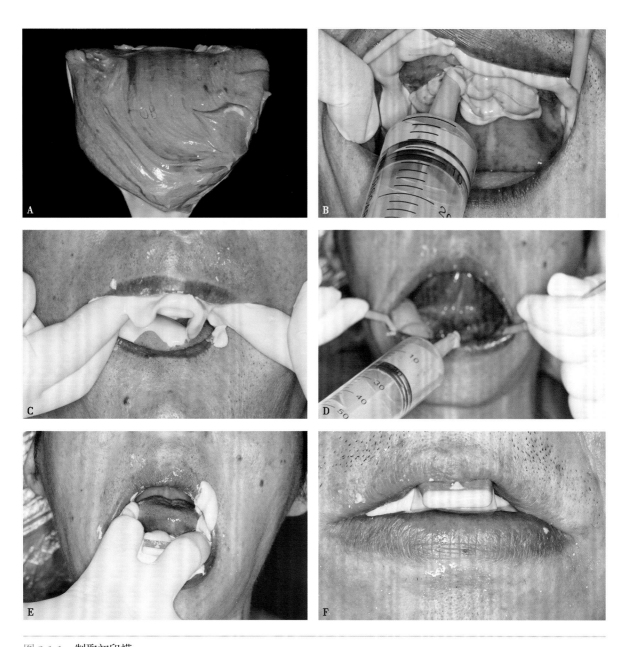

图 2-1-1　制取初印模

A. 装有低流动性藻酸盐的上颌托盘；B. 上颌注射高流动性藻酸盐；C. 手指扶住上颌托盘，无须边缘整塑；D. 下颌注射高流动性藻酸盐；E. 下颌托盘就位，小幅度舌前伸；F. 闭口式初印模

（3）记录初步颌位关系：用正中托盘（centric tray）记录患者的初步颌位关系（图 2-1-3A）。将调拌好的义获嘉硅橡胶油泥（putty）搓成条索状，并均匀铺到正中托盘支持栓钉的上下两侧（图 2-1-3B），随后将正中托盘放入患者口内，嘱患者缓慢吞咽咬合（图 2-1-3C），医生用固定好参数的游标卡尺全程观测，当患者咬合到卡尺所示高度时停止运动（图 2-1-3D），静待油泥固化后取出，完成初步颌位关系的记录（图 2-1-3E、F）。

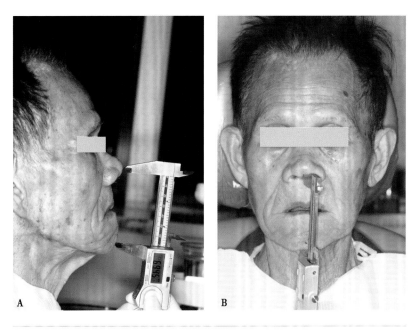

图 2-1-2 游标卡尺记录下颌姿势位时的垂直距离

A. 侧面观；B. 正面观

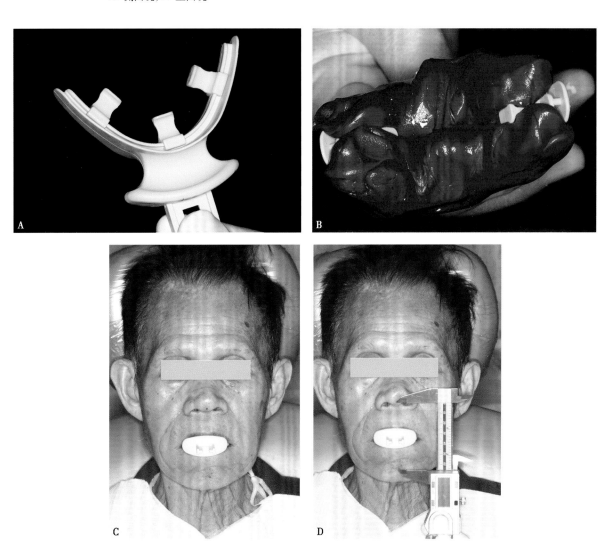

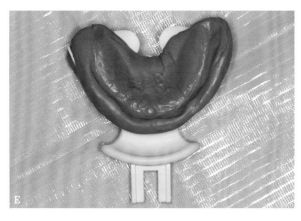
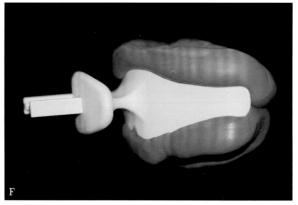

图 2-1-3　正中托盘记录初步颌位关系

A. 安装有支撑翼的正中托盘；B. 支撑翼两侧铺硅橡胶油泥；C. 正中托盘口内就位；D. 游标卡尺检查垂直高度；E. 正中托盘上的咬合记录；F. 咬合记录侧面观

2. 技师端处置

（1）初上𬌗架：以常规方式灌制初印模型，保证磨牙后垫处结构完整。将上下颌模型与正中托盘匹配对位，测量上下颌唇系带侧边前庭沟最深处之间的距离（图 2-1-4A），取其中点的高度来设置水平导板前部定位针的高度，并作为𬌗平面的前方参考点（图 2-1-4B）。水平导板后方的两处侧翼则对齐双侧磨牙后垫上 1/3 的位置（此为 I 类关系的参考点，如患者上下颌为 II 类或 III 类关系，则有不同的要求），以此作为𬌗平面的后方参考点。将水平导板固定在下颌模型上（图 2-1-4C），再把下颌模型上到 Stratos 平均值𬌗架上，最后利用正中托盘把上颌模型也上到𬌗架上（图 2-1-4D）。

（2）制作个别托盘：在模型上画出托盘边缘线完成个别托盘的设计，其中上颌托盘边缘线短于颊侧前庭沟底 2mm，充分避让唇颊系带，后缘在颤动线后 2mm；下颌托盘唇颊侧边缘短于前庭沟底 2mm，注意避让唇颊系带以及下唇系带两侧的颏肌附着，后部完全覆盖磨牙后垫，舌侧边缘线自磨牙后垫内侧中点后方 2mm 向下延伸进入下颌舌骨后窝，越过下颌舌骨嵴 2～3mm 向前走行至 S 形切迹，随后沿着口底最突出的部位走行至舌系带，充分避让舌系带。除此之外，在模型上标示出切牙乳突、腭凹、磨牙后垫、下颌舌骨嵴、颏肌附着以及牙槽嵴顶连线等重要解剖结构（图 2-1-5A）。用蜡对

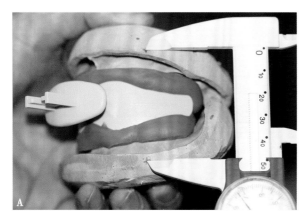
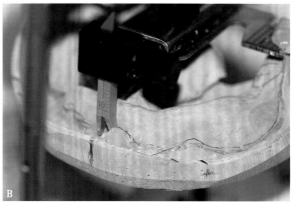

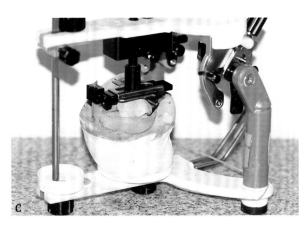
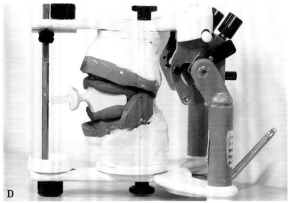

图 2-1-4 初印模上殆架

A. 量取上下颌唇系带附近前庭沟最深点之间的距离；B. 水平导板定位设置；C. 利用水平导板固定下颌模型；D. 利用正中托盘的咬合记录固定上下颌模型

模型上的缓冲区以及倒凹区进行缓冲和填充操作后，用基托树脂按照绘制的托盘边缘线制作个别托盘，并参考先前确定的殆平面用基托树脂将 Gnathometer M 哥特式弓装置分别固定在上下颌个别托盘上，保证白色咬合板完全贴合（图 2-1-5B ～ D）。

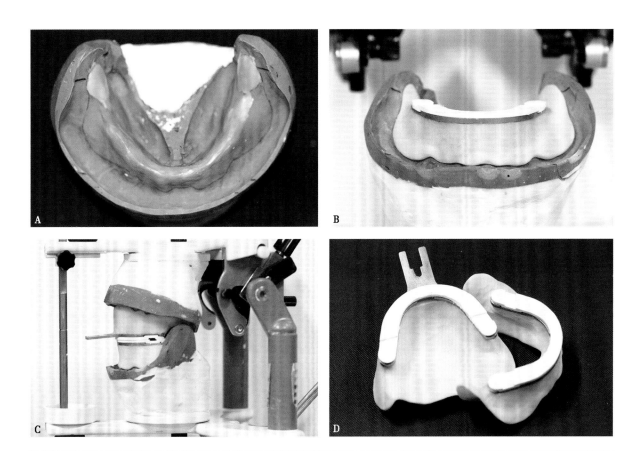

图 2-1-5 制作个别托盘

A. 个别托盘画边缘线、填倒凹；B. 制作个别托盘并安装 Gnathometer M 哥特式弓装置；C. 上下颌白色咬合板完全贴合；D. 最终完成的上下颌个别托盘

（二）第二次就诊

1. 临床端处置

（1）检查个别托盘：在取终印模前，将个别托盘放入患者口内，检查哥特式弓的平面是否与鼻翼耳屏线基本平行（图 2-1-6A），检查上下颌白色咬合板是否能均匀贴合（图 2-1-6B），检查托盘边缘是否充分避让唇颊舌系带，用压力指示剂或高流动性的藻酸盐检查托盘组织面压力较大的区域并及时调磨（图 2-1-6C），防止在制取终印模时咬合受力不均。此外，还要检查患者戴入个别托盘后在咬合状态下的垂直距离是否合适，如果出现垂直距离稍高，则可以取出单侧的白色咬合板（厚度 2mm）进行检查调整；如果垂直距离过高，则建议用正中托盘重新记录垂直距离后制作个别托盘；如果垂直距离不足，则通过在白色咬合板上加蜡来确定新的垂直距离，最后通过调整描记针螺纹的高度将其记录下来。

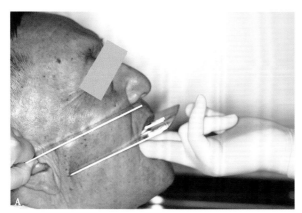
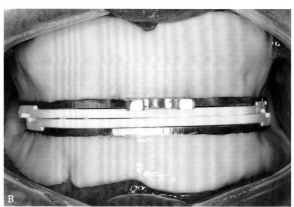
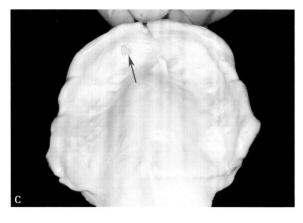

图 2-1-6　检查个别托盘
A. 检查个别托盘哥特式弓水平面；B. 检查上下颌白色咬合板能否均匀贴合；C. 箭头示托盘组织面暴露，为压力过大部位

（2）制取上颌终印模：取终印模的顺序是先上颌后下颌。将上颌个别托盘边缘内外侧涂布托盘粘接剂（图 2-1-7A），吹干后将低流动性的硅橡胶重体（heavy body）沿边缘注射一周（图 2-1-7B），随即小心牵开患者嘴角旋转戴入上颌托盘，让患者轻轻吮吸操作者的手指（图 2-1-7C），此过程靠口角收缩，一次完成，避免多次运动。随后张口左右运动下颌，再戴入下颌个别托盘，让患者在咬合状态下交替发出"衣"音（图 2-1-7D）、"乌"音（图 2-1-7E），或者交替进行噘嘴和咧嘴笑的口唇运动，重复上述动作 3～5 次，就完成了上颌终印模的边缘整塑（图 2-1-7F）。

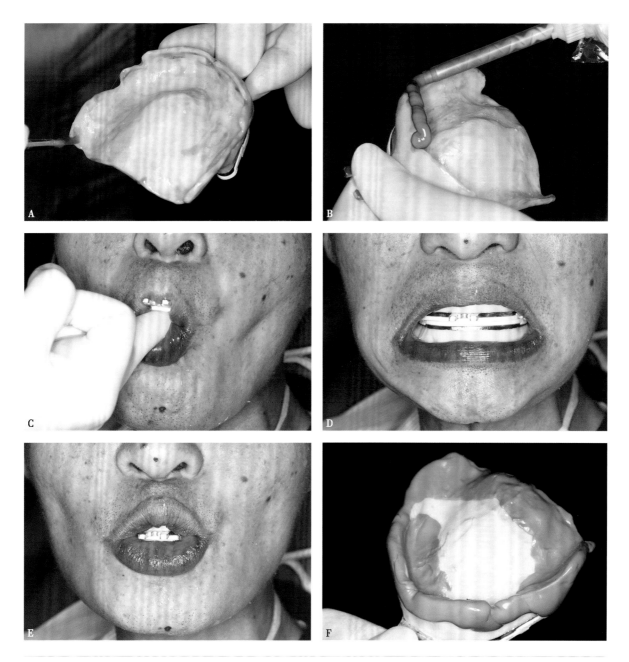

图 2-1-7　上颌边缘整塑

A. 涂布托盘粘接剂；B. 托盘边缘注射硅橡胶重体；C. 吮吸操作者手指；D. 咬合状态下发"衣"音；E. 咬合状态下发"乌"音；F. 整塑后的上颌托盘边缘形态

　　取出上颌个别托盘，修整硅橡胶印模，托盘边缘内外侧保留 5mm 左右的硅橡胶，其余部分用刀片切除，注意不要破坏边缘整塑硅橡胶的厚度与形态（图 2-1-8A）。另外，在唇颊系带处用刀片去除部分硅橡胶，形成 V 形切迹。在托盘组织面继续涂布托盘粘接剂，吹干后将高流动性的硅橡胶轻体（light body）注射到整个托盘上，包括边缘处（图 2-1-8B），旋转就位，并用口镜或棉签取出后缘溢出的多余印模材料，避免误吞误吸。使用与边缘整塑相同的方法制取上颌终印模（图 2-1-8C、D），并用手术刀片去掉终印模边缘外侧 5mm 之外的多余印模材料（图 2-1-8E）。接着在上颌印模后缘外侧面涂布凡士林后戴入口内,避免制取下颌印模的硅橡胶材料与上颌印模发生粘连（图 2-1-8F）。

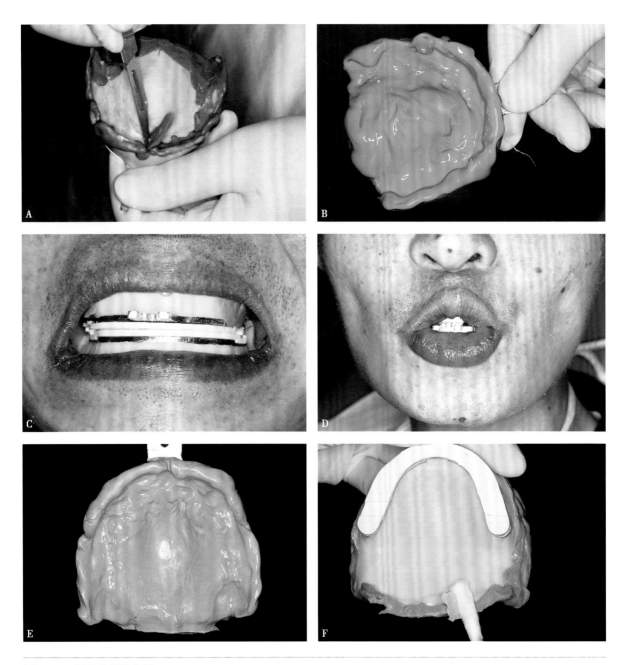

图 2-1-8　制取上颌终印模

A. 用刀片修整印模;B. 在托盘上注射硅橡胶轻体;C. 咬合状态下发"衣"音;D. 咬合状态下发"乌"音;E. 上颌终印模完成;F. 在上颌终印模后缘外侧涂布凡士林

（3）制取下颌终印模:下颌个别托盘边缘内外侧涂布托盘粘接剂,吹干后将低流动性的硅橡胶重体材料沿边缘注射一周（图 2-1-9A）,旋转戴入患者口内。轻轻扶住下颌托盘,让患者开口伸出舌头并向左向右运动几次（图 2-1-9B），接着让患者交替发出"衣"音、"乌"音（图 2-1-9C），或者让患者在咬合状态下交替进行噘嘴和咧嘴笑的口唇运动，最后闭口完成吞咽口水的动作（图 2-1-9D）。重复上述动作 3～5 次，完成下颌终印模的边缘整塑。

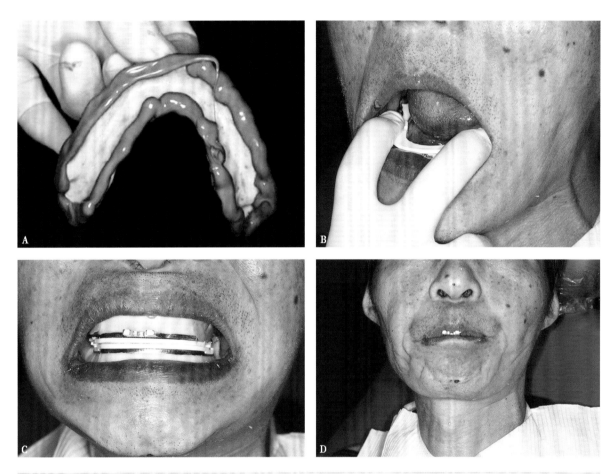

图 2-1-9　下颌边缘整塑
A. 下颌托盘边缘注射硅橡胶重体；B. 整塑动作——伸舌摆动；C. 整塑动作——咬合状态下发"衣"音、"乌"音；D. 整塑动作——吞咽口水

　　取出下颌个别托盘，修整硅橡胶印模，托盘边缘内外侧保留 5mm 左右的硅橡胶，其余部分用刀片切除，并在唇颊系带处修出 V 形切迹，注意不要破坏边缘整塑硅橡胶的厚度与形态（图 2-1-10A）。如果患者牙槽嵴很窄，印模材料完全覆盖在托盘组织面上，则仅需在磨牙后垫中心去除部分硅橡胶材料即可。在下颌托盘组织面上涂布托盘粘接剂，吹干后将高流动性的硅橡胶轻体材料注射到整个托盘上，包括边缘处（图 2-1-10B），旋转就位，采用与边缘整塑相同的方法制取下颌终印模（图 2-1-10C），并用手术刀片去掉终印模边缘外侧 5mm 之外的多余印模材料，至此上下颌终印模制取完成（图 2-1-10D）。

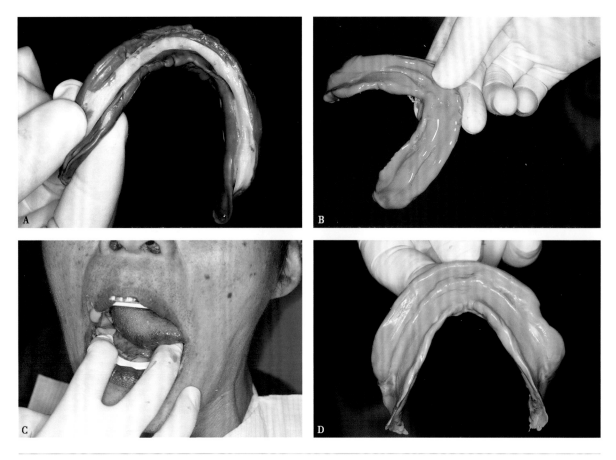

图 2-1-10　下颌终印模完成

A. 下颌托盘边缘整塑完成；B. 在托盘上注射硅橡胶轻体；C. 托盘戴入后重复整塑动作；D. 下颌终印模完成

　　（4）哥特式弓记录颌位关系：戴入上下颌个别托盘，嘱患者咬合，再次确认垂直距离是否合适。取下上下颌个别托盘上的白色咬合板（图 2-1-11A），将 Gnathometer M 哥特式弓的描记针螺纹旋至高度与两块咬合板的厚度（一块咬合板厚 2mm）一致（图 2-1-11B）。如若在前面检查个别托盘垂直距离的环节中调整了咬合板的高度，则描记针的高度应严格按照调整后的距离进行设置，用蜡将描记针螺纹固定住（图 2-1-11C），随后把描记针安装到下颌托盘（图 2-1-11D）。稍微加热描记板，用蜡笔在上面涂出一个描记区（图 2-1-11E），然后将描记板安装到上颌托盘（图 2-1-11F）。

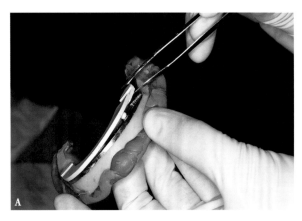

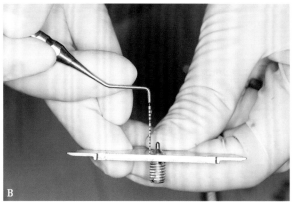

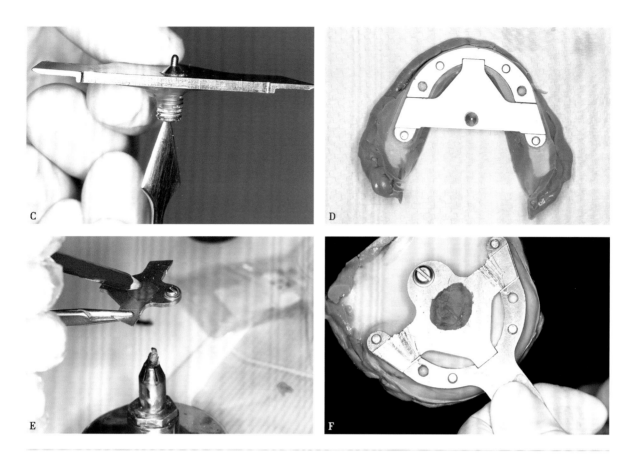

图 2-1-11　安装哥特式弓

A. 取下白色咬合板；B. 调整哥特式弓描记针高度；C. 用蜡固定描记针并再次确认其高度；D. 描记针安装在下颌托盘；E. 用蜡笔在描记板上涂出描记区域；F. 描记板安装在上颌托盘

　　戴入上下颌托盘，引导患者吞咽咬合并完成前后向运动及左右向的侧方运动（图 2-1-12A），每个方向至少重复三次。每次改变运动方向时，患者都要先张开嘴（图 2-1-12B），然后进行吞咽咬合。检查上颌描记板是否形成清晰的"↑"运动轨迹（图 2-1-12C），在箭头的顶点处用细的记号笔标示出来，把透明固定板的卡槽插入描记板后端的螺帽，用固定板上的定位孔对准记号笔标示的小点，拧紧螺帽把固定板锁住（图 2-1-12D）。

　　重新戴入上下颌托盘，嘱患者吞咽咬合，待描记针针尖落入固定板的定位孔内，则患者的水平颌位关系被基本锁定（图 2-1-12E），最后将咬合记录硅橡胶注入上下颌托盘之间的空隙（图 2-1-12F），完成最终的颌位关系记录，并在托盘上做好中线、口角线、笑线的标记，把固定好的上下颌印模及颌位记录从口内完整取出，寄送加工厂。最后依据患者鼻翼宽度选择大小合适的人工前牙，在患者参与下选定颜色与形态，将选牙参数提交给技师。

　　在一些比较复杂的病例中，还可以使用 UTS 3D 通用面弓转移上颌与颞下颌关节的位置关系（图 2-1-13A），把面弓上的指针指向患者的鼻翼，通过 3D 万向关节将其直接连接到 Gnathometer M2 哥特式弓𬌗叉接口上，之后将固定好的万向关节交给技师（图 2-1-13B）。

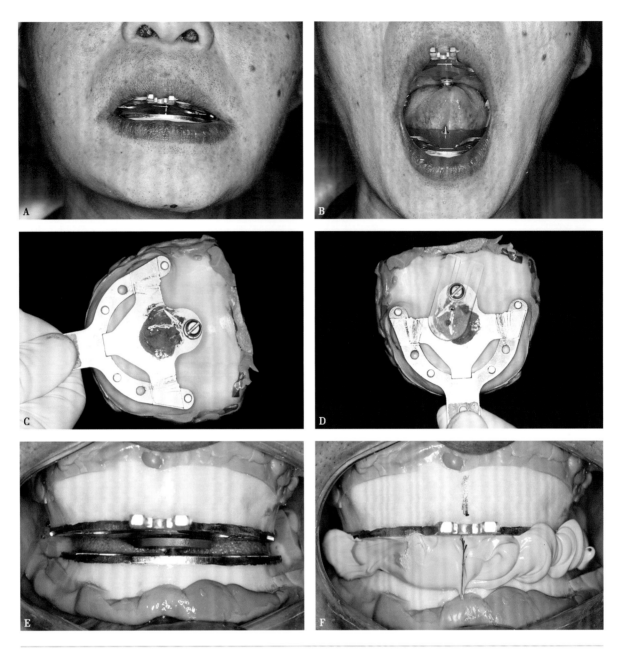

图 2-1-12　哥特式弓记录颌位关系

A. 引导患者下颌进行前伸及侧方运动；B. 患者大张口后做吞咽运动；C. 找到运动轨迹的箭头顶点并标记；D. 用固定板上的小孔对准标记顶点并锁定；E. 正中咬合时固定板固定住下颌描记针；F. 用咬合记录硅橡胶固定上下颌位关系

　　2. 技师端处置

　　（1）重上𬌗架：用围模灌注的方式制作上下颌终模型，重新利用水平导板上𬌗架，即先用平均值法确定下颌𬌗平面后，在𬌗架上固定下颌模型，再用颌位关系记录固定上颌模型。如果医生是采用面弓转移上颌对颞下颌关节的位置关系，则先使用万向关节固定上颌模型，再根据哥特式弓记录的上下颌位置关系，将下颌模型转移到𬌗架上。

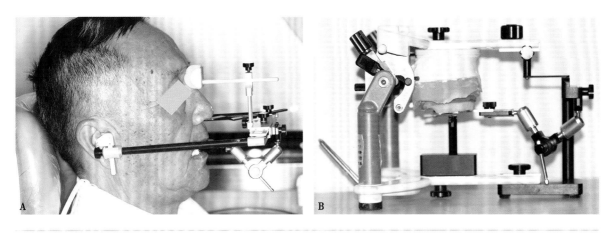

图 2-1-13 面弓转移

A. UTS 3D 通用面弓转移上颌对颞下颌关节的位置关系；B. 利用面弓再次上𬌗架

（2）分析模型，排牙，完成蜡型：技师首先要对上下颌工作模型进行详细分析，画出排牙参考线（图 2-1-14A、B）。随后用自凝树脂制作暂基托，根据生物功能性全口义齿的排牙理念进行功能和美学性排牙。上颌前牙主要参考切牙乳突以及第一对腭皱的位置进行排列（图 2-1-14C），上颌后牙主要参考牙槽嵴顶连线进行排列，下颌后牙排牙时要注意舌侧不能超出庞氏线（Pound's line）（图 2-1-14D），在下颌后段牙槽嵴倾斜角度超过 22.5° 的位置不予排牙。在排牙过程中，可辅助使用义获嘉的 3D 排牙板，使得人工牙列形成良好的横𬌗曲线和纵𬌗曲线，容易实现平衡𬌗，以保证义齿在功能状态下的固位与稳定（图 2-1-14E、F）。

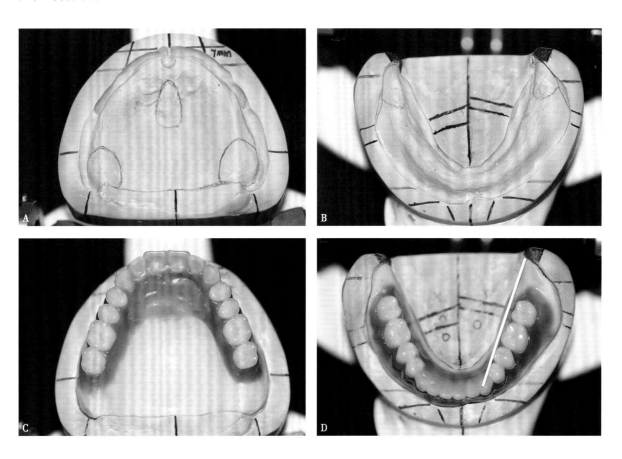

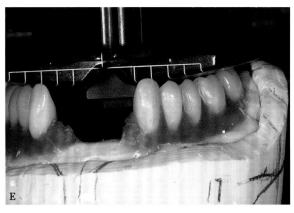
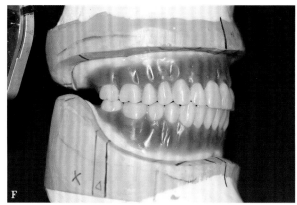

图 2-1-14　模型分析与排牙

A. 上颌模型分析；B. 下颌模型分析；C. 上颌排牙；D. 下颌排牙（白线为庞氏线）；E. 用 3D 排牙板辅助排下颌牙；F. 排牙后侧面观

在完成人工牙的排列后，继续参照终印模的边缘整塑形态完成义齿基托边缘蜡型的制作，遵照有利于吸附的设计原则完善义齿蜡型磨光面的形态，修整出牙龈缘及牙根突起形态，使得蜡型更加自然生动。

（三）第三次就诊

1. 临床端处置　试戴义齿蜡型：试戴前将义齿蜡型浸泡在冷水中，以防蜡型受热变形。试戴时首先检查正中咬合接触关系，确认垂直距离是否合适，水平颌位关系是否正确，双侧上下颌后牙是否有均匀的咬合接触（图 2-1-15A）。其次要对蜡型的美观性进行检查，确认人工牙的形态、颜色是否合适，中线是否协调，上颌前牙撑起的口唇丰满度是否和谐。让患者发出长 "F" 音来检查上颌中切牙切缘是否处于正确的位置。了解并尊重患者对前牙美学效果的意见，必要时及时予以调整。

另外，还可以通过多种方法对义齿的吸附效果以及功能状态下的稳定性进行检查。嘱患者正中咬合后开口，在义齿蜡型前牙区用手垂直向牵引脱位，检查是否存在负压吸附力，也可以通过让患者从 40 数到 49 之类的运动来验证义齿的咬合高度及稳定性。用镊子或手指逐一垂直向按压人工牙，检查义齿基托有无翘起翻转的迹象（图 2-1-15B），如按压某一牙位出现翻转，则需调整此处所排的人工牙，使之更靠近牙槽嵴顶。

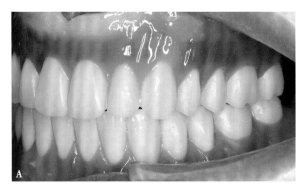
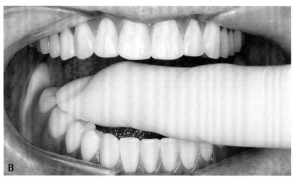

图 2-1-15　试戴义齿蜡型

A. 检查咬合；B. 义齿基托翘起或翻转迹象检查

2. 技师端处置 装盒充胶：把经过试戴的义齿蜡型送返加工厂，技师按照试戴中反馈的问题对义齿蜡型进行微调精修后将义齿蜡型装盒（图 2-1-16A）。使用 IvoBase 全自动自聚合注塑系统（图 2-1-16B）进行生物功能性全口义齿的充胶注塑，其特有的补偿收缩技术，能实现义齿基托的零变形，保证义齿与组织面贴合稳定。

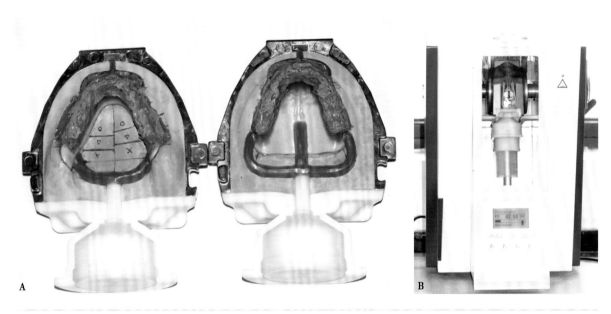

图 2-1-16 装盒充胶
A. 蜡型装盒；B. IvoBase 全自动自聚合注塑系统

充胶完成后进行简单抛光处理即可得到光亮的义齿基托，将终义齿放回𬌗架上，对义齿在正中咬合、侧方运动以及前伸运动中的咬合接触点进行检查调磨，确保义齿形成良好的平衡𬌗。

（四）第四次就诊

戴牙：按照常规流程完成生物功能性全口义齿的戴牙及咬合调整（图 2-1-17），保证双侧上下颌后牙均匀接触，而上下颌前牙在正中咬合时不接触。对患者进行口腔卫生健康宣教，嘱患者定期复查，检查义齿咬合关系。

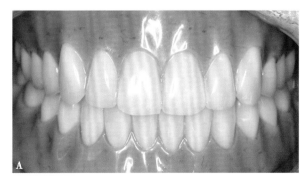
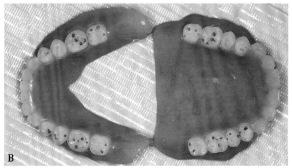

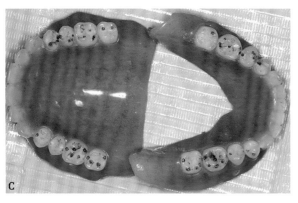 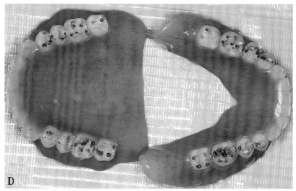

图 2-1-17　全口义齿试戴及咬合调整
A. 初戴全口义齿；B. 初戴正中咬合印迹；C. 首次调𬌗后咬合印迹；D. 调𬌗完成后咬合印迹

二、生物功能性全口义齿与传统全口义齿修复的对比

通过对比发现生物功能性全口义齿与传统全口义齿修复流程有诸多不同（表 2-2-1）。传统全口义齿修复流程主要是制取初印模→制作个别托盘→制取终印模→终模型上制作𬌗托→记录颌位关系→上𬌗架→排牙→试戴→充胶完成，而生物功能性全口义齿修复则在取初印模阶段就通过创新性的正中托盘初步记录了患者的口内咬合关系，为后续𬌗托的制作提供了较为准确的参考，最终将制取终印模的个别托盘与记录颌位关系的𬌗托整合在一起，使得制取终印模的同时也能完成最终颌位关系记录，大大提升了诊疗的效率和效果。

表 2-2-1　各个制作流程中生物功能性全口义齿和传统全口义齿修复操作方法的区别

制作流程	生物功能性全口义齿修复	传统全口义齿修复
初印模	解剖式印模	微压力式印模
终印模	闭口式印模法	开口式印模法
颌位关系记录	哥特式弓描记法	多用直接咬合法
排牙方法	模型分析后利用排牙导板	技师经验
基托工艺	树脂不断加压注塑，补偿前端固化收缩	一次性填塞树脂后热处理

（一）临床端对比

在一些临床操作细节方面，生物功能性全口义齿与传统全口义齿修复方式有不同之处。

1. 制取初印模阶段　以往传统方法大多采用印模膏+藻酸盐的方式进行，取模时由医生牵拉患者口唇进行被动式肌功能整塑。受到印模膏材料特性影响，托盘对口腔黏膜会造成一定压力，使得前庭沟部位的印模边缘可能出现过度延伸的情况，进而导致后续制作的基托边缘过长，在患者唇颊侧黏膜运动时容易出现较大的推挤力而导致基托脱位。在取下颌印模时患者呈开口或半开口状态，由此取出的磨牙后垫形态往往是拉伸的，最终会造成终义齿在磨牙后垫处的基托组织面不密合，影响义齿边缘封闭。然而，生物功能性全口义齿修复的初印模是由高流动性+低流动性藻酸盐材料共同制取的解剖式印模，在前庭沟的位置注入高流动性的藻酸盐，这样可以避免印模边缘的过度伸展。当托盘在口内就位后,医生轻轻扶住托盘不做肌功能整塑。在制取下颌初印模时,患者含住托盘手柄,保持下颌姿势位下闭口状态,这样就能记录患者放松回弹的磨牙后垫形态。

2. 制取终印模阶段　传统全口义齿修复制取的是开口式印模,其方法是需要患者张口,医生用手扶住个别托盘的手柄,由医患共同完成个别托盘的边缘整塑和终印模的制取;而生物功能性全口义齿修复的终印模则是由患者戴入上下颌个别托盘,在闭口状态下主动完成个别托盘的边缘整塑和终印模的制取,医生做好引导即可,这样制取的功能性闭口终印模能准确获取患者配戴义齿时口内软组织的运动状态,让义齿更稳定贴合。

3. 记录颌位关系　传统全口义齿修复通常使用𬌗托,采用直接咬合法记录垂直和水平颌位关系,该方法一方面依赖于医生的经验,另一方面需要患者的积极配合,颌位关系记录往往容易出现误差。生物功能性全口义齿的颌位关系记录则是采用哥特式弓描记法完成,颌位关系记录更加客观、精准、稳定,可重复性高。另外,在初诊时由正中托盘记录的初步颌位关系指导了个别托盘的制作,节省了椅旁最终颌位关系记录的时间,提升了椅旁效率。总之,生物功能性全口义齿的颌位关系记录经历了正中托盘与哥特式弓的"双重检验"。由正中托盘记录的初步颌位关系指导个别托盘的制作,在制取终印模之前会对个别托盘进行检查调整,保证上下颌个别托盘上的咬合板能产生适宜的咬合力。在水平颌位记录时采用哥特式弓描记法,使得颌位关系更加客观精准,记录更加稳定,可重复性高。

（二）技师端对比

1. 𬌗托制作　传统全口义齿的𬌗托不是在𬌗架上制作完成,且很大程度上取决于医生或技师的个人经验,𬌗堤的高度和外形需要在椅旁反复调试后才能用于记录颌位关系;而生物功能性全口义齿𬌗托是在𬌗架上完成,且使用标准的咬合板替代了传统的𬌗堤,椅旁基本无需过多调改咬合板就能直接记录颌位关系,提升了椅旁诊疗效率。

2. 排牙　传统全口义齿的排牙很大程度上取决于技师的个人经验,而生物功能性全口义齿对模型分析要求更加细致,系统提供了便利的排牙导板,有助于技师高效完成纵𬌗曲线和横𬌗曲线的重建,更有利于达到平衡𬌗。义齿基托蜡型磨光面的设计可遵循一定的原则,能进一步加强下颌义齿边缘封闭效果,提升义齿吸附力。

3. 充胶　最后的充胶完成阶段,传统全口义齿的加工方式是将义齿蜡型用型盒包埋后开盒除蜡,再把面团期的基托树脂均匀填塞后进行热处理使树脂固化。整个过程受多方面因素的影响,可能会出现树脂基托变形或人工牙移位,进一步影响终义齿的固位与稳定。生物功能性全口义齿采用IvoBase充胶系统,它是封闭式全自动注塑聚合系统,通过持续压入基托树脂来对前端树脂固化收缩进行补偿,最终实现零变形的充胶,让边缘封闭、精准排牙的成果能完整体现在终义齿上,保证了终义齿的修复效果。

三、为什么选择生物功能性全口义齿修复

传统全口义齿修复方式存在一些不足之处,往往会导致义齿的固位与稳定性能不佳,患者在使

用过程中要面对义齿松动脱落、咬合不稳、疼痛不适等诸多困难；而生物功能性全口义齿修复拥有系统性的治疗方案及规范化的流程技术，减少了患者就诊次数，提高了医生诊疗工作的效率，在对患者口腔条件充分分析后设计制作义齿，大大提升了其在功能状态下的固位与稳定，可以对患者的面容美观、发音咀嚼及个性化需求等多方面进行修复改善。鉴于此，越来越多的临床医生愿意选择生物功能性修复系统来为患者提供全口义齿修复治疗，它已成为全口义齿贴合、舒适和良好功能的"金标准"。

在临床上评估全口义齿修复成功的要素分为两个方面：一方面是患者自身的基本条件，如剩余牙槽嵴的高度和宽度，唾液的质和量以及与咬合相关的一些神经肌肉因素；另一方面是与义齿制作相关的因素，如印模制取、颌位关系的确定、人工牙的排列等。在不能改变患者自身条件的情况下，唯一能改变的是规范并优化全口义齿修复流程，以期在患者现有的条件下实现全口义齿固位力的提高。因此，选择生物功能性修复系统制作高质量的全口义齿已是大势所趋。下面具体介绍相比传统全口义齿修复，生物功能性全口义齿修复的转变。

1. 微压力印模转为功能性印模　传统全口义齿修复时采用微压力方法制取印模（图 2-3-1A），但微压力不是一个量化指标，而是一个定性指标。所以即便是同一位医生，多次给同一位患者制取印模，也很难得到一致的效果，所以建议制取个性化的功能性印模（图 2-3-1B）。另外，患者在闭口印模时，托盘受到咬合力会有轻微下沉，会在基托与黏膜间产生负压，从而形成吸附效应，因此生物功能性全口义齿修复采用功能性印模是非常有意义的。

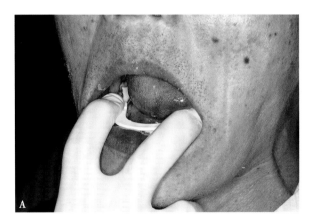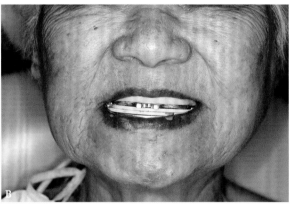

图 2-3-1　印模制取方法对比
A. 微压力印模；B. 功能性印模

2. 开口式印模转为闭口式印模　传统全口义齿修复一直都是制取开口式印模，而生物功能性全口义齿修复中，初印模和终印模的制取均采用闭口式印模。在影响下颌全口义齿固位的因素中，义齿基托在磨牙后垫处的适合性非常重要。下颌磨牙后垫在开口和闭口时会呈现不同的形态，开口时拉伸变得细长，闭口时收缩回弹呈梨状，因此不同的印模方法制取的磨牙后垫形态不同（图 2-3-2）。使用闭口式印模制作的全口义齿，磨牙后垫全部被义齿基托覆盖，当开口时，义齿基托可以抑制磨牙后垫的变形。传统全口义齿修复是在开口或半开口状态下制取印模,使得义齿基托紧压在磨牙后垫处,且形态是细长的,当闭口时磨牙后垫收缩回弹会顶起基托,破坏边缘封闭,引起磨牙后垫处的压痛,影响全口义齿的固位。

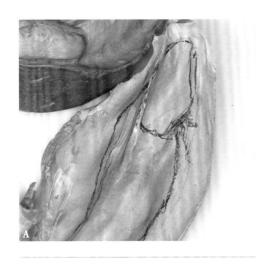 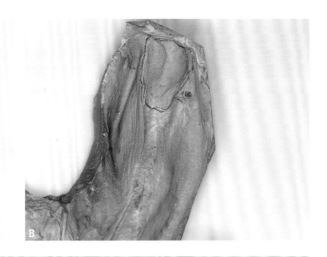

图 2-3-2　同一患者不同印模方式下磨牙后垫的形态
A. 开口式印模;B. 闭口式印模

　　3. 被动肌功能整塑转为主动肌功能整塑　传统全口义齿修复时,为了反映周围组织的功能形态,在印模材料的可塑期内,通常在医生帮助下进行肌肉的被动功能整塑(图 2-3-3A),结果会出现对比患者实际功能运动时过大或不足的状况,导致义齿基托边缘与运动时的黏膜皱襞和系带不相吻合。生物功能性全口义齿修复制取的是功能性印模,患者自行做唇、颊和舌的各种动作和咬合动作(图 2-3-3B),最终塑造的义齿基托边缘易于形成良好的边缘封闭。

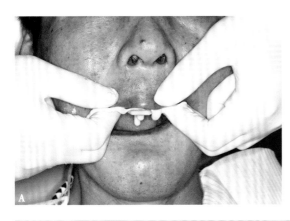 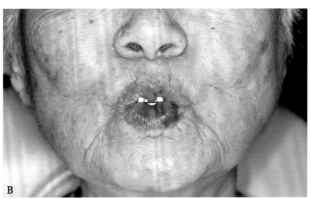

图 2-3-3　肌功能整塑对比
A. 被动肌功能整塑;B. 主动肌功能整塑

　　4. 节省调改𬌗堤高度、弧度和咬合的时间　颌位关系的制取需要采用上下𬌗托来完成,𬌗托是由基托和𬌗堤组成(图 2-3-4A、B)。传统全口义齿的𬌗堤是通过对蜡片进行加热并折叠制作而成,在用直接咬合法制取颌位关系时,椅旁需要反复烫蜡或添蜡来调整其𬌗平面的高度和宽度

（图 2-3-4C），这样一方面会延长医生的椅旁操作时间，另一方面使得患者的体验感不好。生物功能性全口义齿修复的𬌗堤是在参考了正中托盘记录的基础上制作完成的，其采用固定高度的咬合板，上下咬合板在口内一直处于咬合均匀接触状态（图 2-3-5A），只需要通过调整描记针的螺纹来调改咬合垂直距离的高度即可（图 2-3-5B），其不仅减少了椅旁操作时间，而且医生能很容易地掌握这项操作。

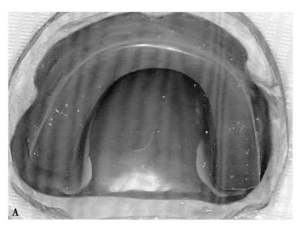

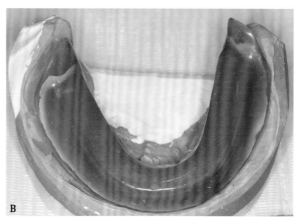

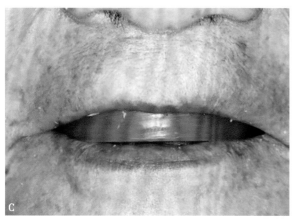

图 2-3-4 传统方法制成的蜡𬌗堤
A. 上颌蜡𬌗托；B. 下颌蜡𬌗托；C. 口内调整蜡𬌗堤的高度和弧度

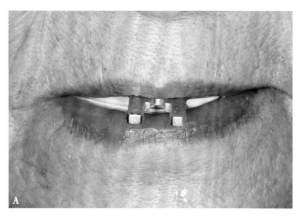

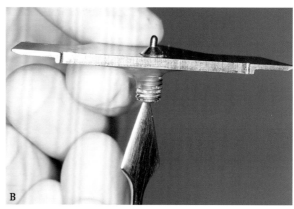

图 2-3-5 生物功能性修复系统调整垂直距离的方法
A. 可拆卸式固定高度的咬合板；B. 描记针调改垂直距离

5. 客观记录水平颌位关系 为无牙颌患者确定正中关系位的方法很多,一般归纳为两类:哥特式弓描记法和直接咬合法。哥特式弓描记法是唯一在确定关系时可客观观察下颌后退程度的方法,已使用了近一个世纪,但一直以来,因为操作繁琐,不容易掌握,一直停留在理论层面。直接咬合法操作简单,看似容易掌握,在临床上得到了广泛应用,但是该方法适用于有经验的医生,同时由于医生参与辅助下颌后退运动,力量不当时会影响下颌自然后退到正中关系位。生物功能性全口义齿修复完全采用哥特式弓口内描记法客观确定水平颌位关系,其临床易于操作,经过培训后容易掌握(图 2-3-6)。

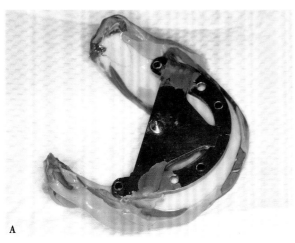

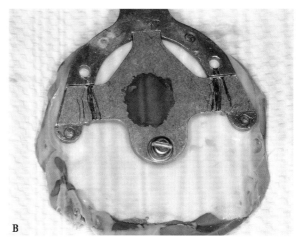

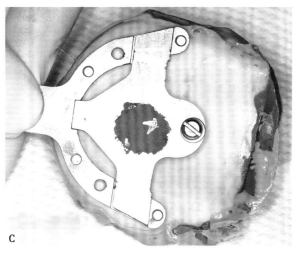

图 2-3-6 哥特式弓描记仪记录水平颌位关系
A. 下颌描记针;B. 上颌描记板;C. 运动轨迹

6. 完善的排牙系统 全口义齿人工牙的排列要考虑美观和功能。人工牙的排列要实现平衡𬌗,即在正中咬合和下颌前伸及侧方运动时,上下颌义齿相关的牙都能同时接触。生物功能性全口义齿的人工牙排列会使用排牙导板作为辅助,该排牙导板是按照一定的纵𬌗曲线和横𬌗曲线设计的(图 2-3-7),在牙排列完成后能够获得理想的𬌗曲线,使得上下颌牙在咀嚼运动过程中,能够保持密切的接触关系,并与下颌运动的方式相协调,有助于获得平衡𬌗,同时减少戴牙时选磨调𬌗的处理时间。

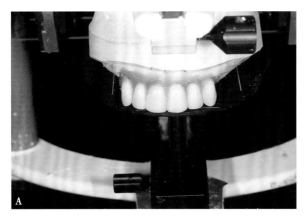 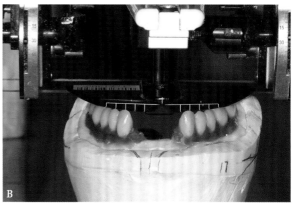

图 2-3-7　排牙导板引导排牙

A. 排列前牙；B. 排列后牙

第三章　生物功能性全口义齿修复的质量控制因素

　　牙列缺失是临床常见病和多发病,多见于老年人。牙列缺失的患者被称为无牙颌患者,为无牙颌患者制作的义齿就是全口义齿。影响全口义齿修复成功的要素很多,下面将从全面质量管理理论中的人、机、料、法、环五个影响全口义齿修复质量的因素谈起。

一、人

　　全口义齿修复需要医生和技师组成的优秀团队来完成,但患者配戴全口义齿的效果是否理想,还取决于患者的口腔状况,包括上下颌骨的解剖形态,剩余牙槽嵴的高度和宽度,口腔黏膜的性质,唾液的质和量等。所以成功的全口义齿修复需要医生、技师和患者的高度配合才能实现。

　　全口义齿修复需要医生和技师按照基本的操作流程来完成,传统全口义齿修复虽然细化了操作流程,但是其中某些操作需要依赖医生的经验来完成,对于年轻医生来说有一定的困难和不确定性。如果全口义齿修复能按照标准客观的规范化流程来操作,无疑会提升无牙颌患者全口义齿修复的质量。生物功能性全口义齿修复则是依据标准规范的诊疗流程来制作完成的。医生和技师通过系统规范化的学习易于掌握,在整个操作过程中,规避了经验法的操作误差,有利于全口义齿修复的规范推广。

二、机

　　在生物功能性全口义齿修复过程中,一些辅助工具,诸如正中托盘、哥特式弓、𬌗架等的改进和应用,简化了全口义齿修复的流程,提升了全口义齿修复的质量。

　　在全口义齿制作过程中,最让年轻医生感到棘手和困难的是正中关系位的确定。为无牙颌患者确定正中关系位的方法很多,一类是哥特式弓描记法,另一类是直接咬合法。传统的口内哥特式弓描记法确定正中关系位时,首先需要在椅旁调整𬌗堤的高度以达到正确的垂直距离,随即要削去一定高度的𬌗堤后再来安放描记针和描记板,椅旁操作非常繁琐,同时加工厂方面也不能很好地配合应用,所以一直以来临床上常用的确定正中关系位的方法依然是直接咬合法。使用直接咬合法时,患者在咬合过程中可能会因长期缺牙而出现颌位关系不稳定、习惯性前伸咬合或者偏侧咬合等情况,这让操作者难以客观地确定患者的正中关系位。

　　相比之下,生物功能性全口义齿制作的个别托盘相对精准,省去了反复调改𬌗堤的操作,加之配套的哥特式弓组件安装便捷,操作简单规范,医生很容易就能利用哥特式弓描记法记录患者的正中关系位,以提高全口义齿修复的成功率。

1. 正中托盘 在生物功能性全口义齿修复流程中,患者第一次就诊时,医生用正中托盘制取初步的咬合记录(图3-2-1),技师就会根据该垂直距离制作出个别托盘上的𬌗堤,所以这一步骤很重要,让技师在制作个别托盘时有明确的依据。

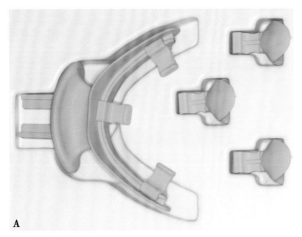
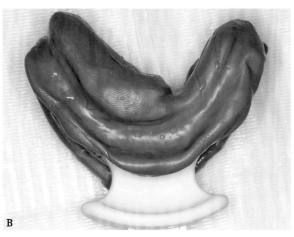
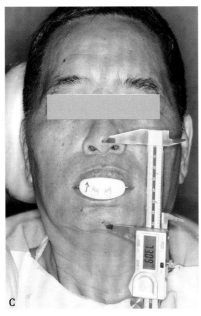

图 3-2-1　正中托盘的应用
A. 正中托盘各部件;B. 使用油泥记录颌位关系的正中托盘;C. 测定垂直距离

2. 带有 Gnathometer M 哥特式弓装置的个别托盘 患者第二次就诊时,首先制取上下颌牙槽嵴的功能性印模,再次检查确认患者上下颌的咬合垂直距离,必要时通过去除白色咬合板或加蜡来对咬合垂直距离进行调整。随后用调整好针尖高度的哥特式弓描记针和描记板分别替换上下颌的白色咬合板,嘱患者下颌做前伸及侧方运动,取出并观察描记板上留下的下颌运动轨迹。描记针在上颌描记板上描绘出类似于哥特式建筑尖顶的箭头印迹(图3-2-2A),当描记针针尖指向箭头的顶点时,下颌处于正中关系位。Gnathometer M 哥特式弓装置简化了传统哥特式弓的若干操作步骤,并可直接记录颌间距离(图3-2-2B),是颌位记录过程中的重要装置。

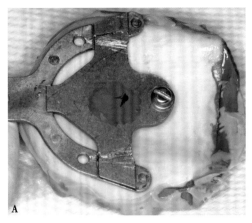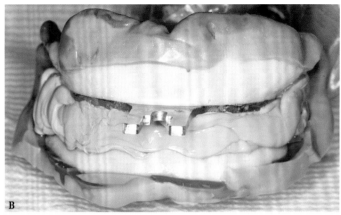

图 3-2-2　Gnathometer M 哥特式弓装置
A. 箭头顶点即为下颌正中关系位；B. 制取完成的颌位关系记录

三、料

口腔修复技术的进步离不开材料学的发展。生物功能性全口义齿修复过程中的每一步所使用的材料均有别于传统全口义齿修复。诸如初步制取印模和制取功能性印模所用的材料；根据不同颌位关系及牙槽嵴的吸收状态所选择的不同类型的人工牙；终义齿基托所用的注塑材料等。

1. 初印模　生物功能性修复系统建议采用双印模技术来制取初印模，即高流动性的 AccuGel 藻酸盐轻体注射到口内，随即将装有低流动性的 AccuGel 藻酸盐重体印模材的托盘放入口内就位。鉴于目前该材料还未正式进入我国，所以在临床上按照生物功能性修复系统的操作要求，可采用高精度藻酸盐印模材料，将其调拌成两种不同的流动性以替代 AccuGel 材料来完成初印模的制取。

2. 终印模　终印模的制取首先要进行边缘整塑，之后再进行精细化印模。传统方法是采用边缘整塑蜡或重体加成型硅橡胶分区分段完成边缘整塑，随后使用硅橡胶轻体或者藻酸盐完成最终印模。而生物功能性修复系统推荐使用义获嘉 Virtual 系列硅橡胶，包括重体（heavy body）、中体（monophase）、轻体（light body）和超轻体（extra light body）。具体操作是用重体对托盘边缘一次性整体整塑，用中体对个别位置进行单独整塑，最后用轻体制取精细化印模，如印模有细小气泡，可用少量超轻体进行修补。

（1）重体（深蓝色，质硬）：高黏度的亲水乙烯基聚氧硅烷，常用于上下颌功能性印模的边缘整塑。

（2）中体（蓝色，质地中软）：中等黏度的亲水乙烯基聚氧硅烷，常用于磨牙后垫处的边缘整塑，以减小其变形；对于上颌基托后缘封闭容易遭到破坏的疑难病例，可在上下颌终印模制取完成后，在上颌印模后缘再次涂布中体硅橡胶，指示患者吞咽咬合以强化其后缘封闭。

（3）轻体（米黄色，质地软）：较低黏度的亲水乙烯基聚氧硅烷，涂布在托盘内及整塑好的重体硅橡胶上，重复整塑的基本动作，完成精细化终印模的制取。

（4）超轻体（浅黄色，质地轻软）：低黏度的亲水乙烯基聚氧硅烷，少量涂布在终印模的气泡等小缺陷上，托盘再次戴入口内，完成缺陷处的修补。

3. 人工牙　生物功能性全口义齿修复所选择的人工牙的外形和颜色可借助选牙尺（SR Phonares

FormSelector）和比色板来确定，以降低经验因素的影响，满足患者个性化的需求。

4. 树脂基托　生物功能性全口义齿的基托充胶使用的是 SR Ivocap 材料，该材料耐压性良好，配合使用 IvoBase 注入式热/压聚合系统，不断补偿聚合收缩，大大提高了义齿基托和无牙颌牙槽嵴黏膜的适合性。抛光后的树脂基托表面光滑致密，菌斑不易黏附，不易产生异味和变色，基托的机械强度高，降低了崩折的风险（图 3-3-1）。

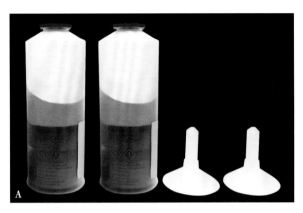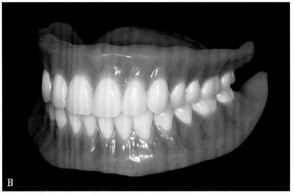

图 3-3-1　终义齿基托树脂材料
A. 用于热压聚合系统的树脂基托材料；B. 充胶完成的终义齿

四、法

牙科技术的进步来源于各个行业的共同努力，完成一副兼具美观和功能的全口义齿，始于专业医生对基本理论的掌握，但如何在实践中采用规范且简单易行的客观操作方法来实现就显得尤为重要。从开始学习牙列缺失的全口义齿修复，通过理论课就知道了这些问题的存在，诸如功能性印模制取的优势，哥特式弓是唯一客观制取水平颌位关系的方法，树脂的聚合收缩会影响义齿的精度，技师端要根据经验来弥补等，但在具体操作中并没有努力去克服，最后结果是全口义齿修复更多依赖于经验，成功率下降，年轻医生既不敢也不愿意制作全口义齿。

生物功能性全口义齿修复梳理了义齿制作流程，且在整个制作流程中把一些客观反映患者个体差异的因素通过简单可行、容易掌握的方法加以实现，包括功能性印模的制取、咬合记录的制取、面弓转移、排牙导板的应用、树脂聚合等。生物功能性修复系统能够将这些信息轻松地应用到临床，并且取得了很好的结果。

五、环

制作全口义齿都有这样的体会，即使同一位医生和同一位技师均按照同一个操作流程来完成，最后的修复效果也往往会有差异。这与患者口颌系统自身条件的差别相关，初诊检查时医生更多关注的是无牙颌牙槽嵴的高度和宽度，是否戴用过义齿等。然而，往往容易忽略与全口义齿固位特别相关的一些检查，诸如唾液的质和量，舌下腺区域软组织的多少，开口时舌后退的程度等，这些容易被忽略的问题将在后文进行详述。

第四章　生物功能性全口义齿修复常见问题与解析

正所谓"细节决定成败",在生物功能性全口义齿修复的各个环节也存在着一些不容忽视的问题,可能会对最终的修复效果产生影响。笔者对这些常见问题进行了梳理和总结,具体如下。

一、口腔检查容易遗漏的重要解剖结构

1. 评估舌下皱襞区海绵状组织　丰富的舌下皱襞海绵状组织对义齿舌侧基托前部的包裹,形成了良好的封闭,有助于义齿的固位(图 4-1-1A)。口内检查时,嘱患者慢慢闭口,海绵状组织柔软且明显浮出为良好(图 4-1-1B),少许浮出为中等(图 4-1-1C),未见海绵状组织为不良(图 4-1-1D)。

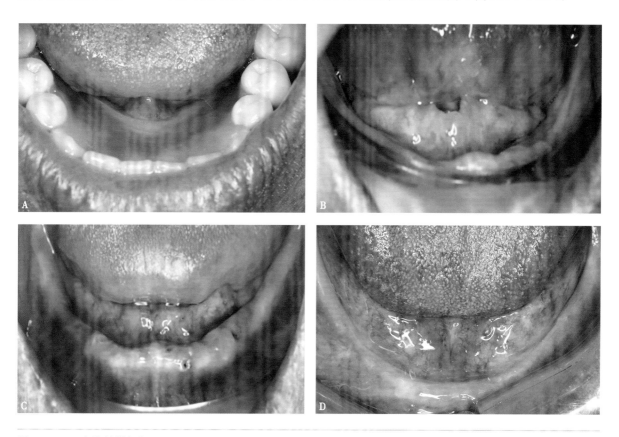

图 4-1-1　口底海绵样组织
A. 海绵状组织包裹义齿舌侧基托;B. 海绵样组织丰富;C. 海绵样组织中等;D. 缺乏海绵样组织

2. 评估开口时舌后退程度　下颌在下颌姿势位的放松状态下或者小开口状态下,确认舌尖与前牙区牙槽嵴的位置,0～2cm 的舌后退为良好(图 4-1-2A),2～4cm 的舌后退为中等(图 4-1-2B),大于4cm的舌后退为过大（图4-1-2C）。舌后退程度过大,口底前部空虚,下颌义齿基托在舌系带附近的边缘封闭容易失效,进而影响全口义齿的固位。

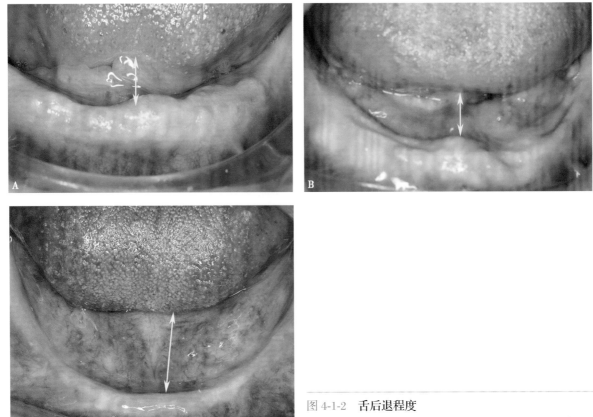

图4-1-2　舌后退程度
A. 0～2cm的舌后退；B. 2～4cm的舌后退；C. >4cm的舌后退

3. 评估磨牙后垫形态　磨牙后垫的形态在患者开闭口时变化较大,是下颌全口义齿远中较难封闭的部位。磨牙后垫是否有利于形成良好的边缘封闭,需注意检查以下几个方面:

（1）磨牙后垫大小:梨形的磨牙后垫体积较大,在口内明显突起,在开闭口时形态变化不大,与义齿基托贴合度高,易于形成良好的封闭（图4-1-3A）；条索状磨牙后垫比较低平,在口内较难辨认,开口状态下受牵拉形态明显变化,因此很难形成义齿后部边缘封闭（图4-1-3B）；临床上还常常会检查到形态介于上述两者之间的磨牙后垫（图4-1-3C）。

（2）开闭口的形态变化是否显著:梨形磨牙后垫形变较小,条索状磨牙后垫形变较大。

（3）前部有无硬化的纤维组织:梨形磨牙后垫在前部有丰富的质韧的纤维组织,能起到维持形态、缓冲𬌗力的作用；条索状磨牙后垫的前1/3不含纤维组织,质地较薄且松软,受力易变形。

（4）磨牙后垫倾斜角度:部分患者下颌升支的走向较陡,导致磨牙后垫的倾斜角度较大（图4-1-3D、E）,咬合时义齿向前滑动,磨牙后垫周围空气渗漏,边缘封闭被破坏,不利于义齿固位。

上述检查项目中,如果没有不良项目为条件良好,有1个不良项目为条件中等,有2个或2个以上不良项目为条件不佳。

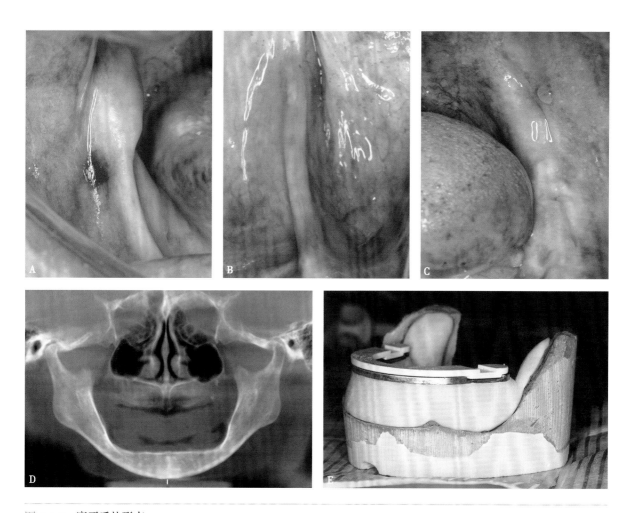

图 4-1-3　磨牙后垫形态

A. 梨状磨牙后垫,条件良好;B. 条索状磨牙后垫,条件不良;C. 中等条件磨牙后垫;D. 下颌升支走向较陡;E. 磨牙后垫倾斜角度大

　　4. 剩余牙槽嵴至颏孔的距离　借助全景片测量下颌颏孔上部和下部剩余骨量。颏孔至牙槽嵴顶的距离与颏孔至下颌骨边缘的距离相等为良好(图 4-1-4A);颏孔至牙槽嵴顶的距离大约为颏孔至下颌骨边缘距离的 1/2 为中等(图 4-1-4B);牙槽嵴吸收过多,接近颏孔位置时为不良(图 4-1-4C)。根据此项检查可以预先定量评估剩余牙槽嵴的吸收状况,便于和患者进行沟通。因重度牙槽嵴吸收会导致义齿的稳定性降低,破坏边缘封闭,对义齿的成功率有很大影响。

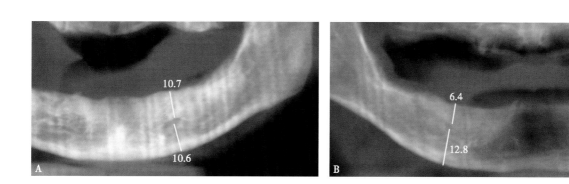

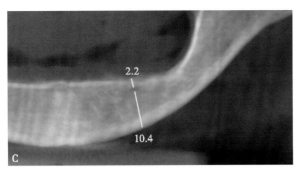

图 4-1-4　牙槽嵴顶距离颏孔的高度
A. 良好；B. 中等；C. 不良

　　5. 上下颌弓的水平位置关系　开始修复前一定要注意检查上下颌颌弓的水平关系，它决定了后续排牙的覆𬌗、覆盖关系。

　　（1）Ⅰ类颌关系：上下颌弓前部唇舌向突度基本一致，或上颌弓位于下颌弓的稍前方（图 4-1-5A）。上下颌弓形状和大小基本相同，可以按照正常覆𬌗、覆盖关系来排牙。

　　（2）Ⅱ类颌关系：上颌前突或下颌后缩，上颌弓大，下颌弓小。上颌弓位于下颌弓的前方或侧方（图 4-1-5B），此类关系需适当加大覆𬌗、覆盖。

　　（3）Ⅲ类颌关系：下颌前突或上颌后缩，上颌弓小，下颌弓大。下颌弓位于上颌弓的前方或侧方（图 4-1-5C），此类关系需减小覆𬌗、覆盖，必要时可排成对刃或反𬌗。

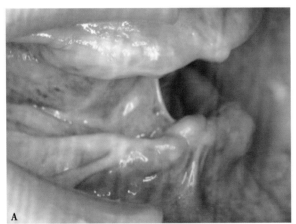

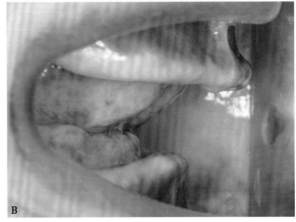

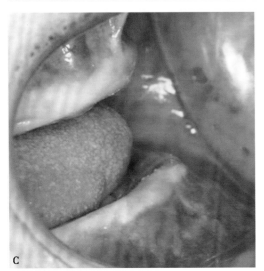

图 4-1-5　3 种类型的颌关系
A. Ⅰ类；B. Ⅱ类；C. Ⅲ类

6. 唾液质量的检查　戴上无菌手套,蘸取唾液观察,如果呈拔丝状态,说明唾液有一定的黏稠度(图 4-1-6A),可加强义齿固位;如果口腔唾液量较大,且呈现气泡,则说明唾液黏稠度低,流动性大,不利于义齿的固位;如果唾液分泌过少,取模时,印模材料容易从托盘上撕脱(图 4-1-6B)

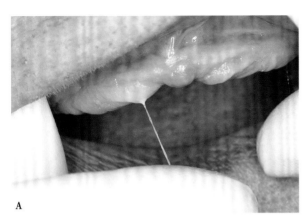
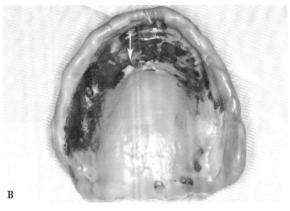

图 4-1-6　唾液质量
A. 唾液黏稠度适度;B. 唾液分泌过少,印模材脱位(箭头示)

二、初印模制取的常见问题和处理

全口义齿的印模制取通常采用二次印模法。传统全口义齿修复在制取初印模和终印模时,需要医生牵拉患者的颊部和唇部肌肉来帮助患者被动做肌功能整塑,因此导致经验不同的医生整塑的动度会有很大的差异。生物功能性全口义齿修复制取初印模时没有要求医生做肌功能整塑,只要获得变形最小、最自然的口腔情况即可。下面,简单了解用于生物功能性全口义齿修复初印模制取的几种托盘。

1. 托盘的种类和选择

(1)AccuDent 初印托盘:早期生物功能性全口义齿修复使用 AccuDent 初印托盘(图 4-2-1)。

优点:上下颌唇颊侧托盘边缘较短,取模时不会导致前庭沟处黏膜过度伸展而干扰个别托盘边缘的确定;下颌托盘后缘翘起延长,便于完整取出磨牙后垫的印模;下颌托盘舌侧边缘加长,便于制取下颌舌骨嵴下方倒凹区及下颌舌骨后窝区域的印模。

局限:上下颌成品托盘可供选择的型号各 5 种,不能修改以适应不同的牙槽嵴外形;下颌托盘后缘对一些外形较高的磨牙后垫会产生挤压导致其变形;下颌托盘舌侧边缘会对舌侧骨突产生挤压,严重者会出现下颌托盘无法就位的情况。

(2)AccuDent XD 热塑形托盘:将热塑形托盘放置于 70° 以上热水中浸泡 10 秒以上即软化,软化后可根据患者口内情况塑形制作个性化初印托盘(图 4-2-2)。

优点:宽大的托盘范围设计,能够获得尽可能多的组织记录;托盘边缘起伏设计,符合口内黏膜的起伏走向;加热后可随意塑形,操作简单便捷。

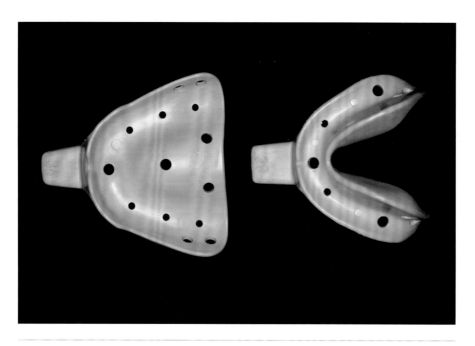

图 4-2-1 AccuDent 初印托盘

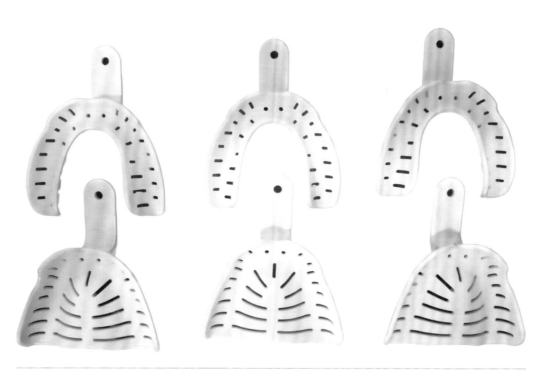

图 4-2-2 AccuDent XD 热塑形托盘

局限：下颌舌侧基托边缘稍短，有时难以覆盖到下颌舌骨嵴下方的倒凹区，此时可能需要用蜡或印模膏加长基托边缘；托盘建议一次性使用，若反复高温消毒会影响它的热塑性，尤其是过高的温度下其热塑性会丧失得更快；如需反复使用，建议浸泡消毒。

（3）FCB 托盘（frame cut back tray）：对于无牙颌患者，下颌全口义齿的固位力明显低于上颌全口义齿,下颌全口义齿最难获得后牙区封闭的部位是磨牙后垫,因此,制取下颌印模时如何减小磨牙后垫的变形,提高个别托盘的适合性是关键。FCB托盘就是针对下颌印模特别设计而成,其去掉了对应磨牙后垫和颊棚区的托盘部分(图4-2-3),在制取印模时托盘对此区域黏膜的压力大大降低,减少了磨牙后垫的组织变形,避免颊棚区黏膜被过度推开,有利于后续明确下颌个别托盘边缘位置,并获得良好的边缘封闭。

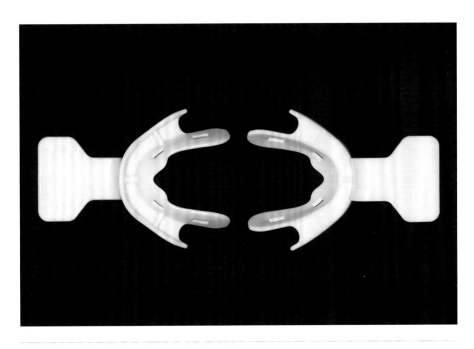

图4-2-3　FCB托盘

　　上述三种托盘均建议采用双印模技术制取初印模,即高流动性的AccuGel藻酸盐轻体注射到口内,随即把低流动性的AccuGel藻酸盐重体置于托盘上并放入口内就位。在缺少AccuGel材料的情况下,可用其他高精度藻酸盐来替代,通过调整藻酸盐的水粉比例,调拌出高流动性与低流动性的印模材料(图4-2-4)。

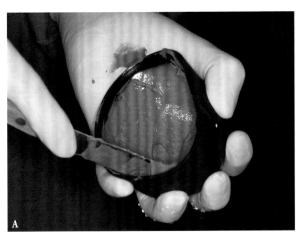

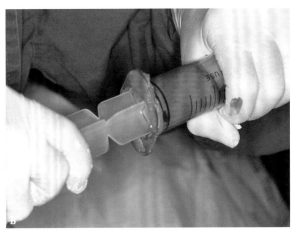

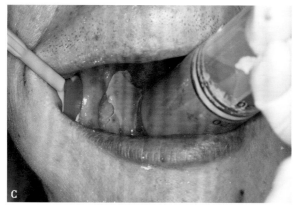
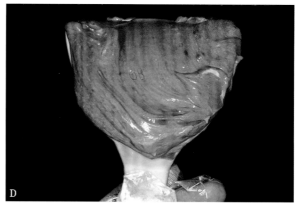

图 4-2-4 两种流动性的藻酸盐使用方法

A. 调拌高流动性藻酸盐；B. 高流动性藻酸盐装入大口径注射器；C. 在口内注射高流动性藻酸盐；D. 低流动性藻酸盐置于托盘上

2. 制取初印模的操作手法 初印模制取的目的是获取包含解剖标志的印模，所以在制取印模时，患者无须配合做唇、颊肌的功能运动，最终只需制取出患者上下无牙颌的解剖式印模即可。

（1）制取上颌印模时，首先用口镜牵开一侧上唇，将注射器内印模材料沿着上颌结节颊侧前庭沟，一边移动一边注射到上颌唇系带处（图 4-2-5A），接着再从另一侧远中开始，一边移动一边注射印模材料到唇系带处，这样可避免上唇系带处前庭沟区出现气泡（图 4-2-5B）。需要注意的是，如果患者上颌结节处有较大骨突，在注射印模材料时可以让患者适当减小开口度，以便牵开颊黏膜，并把印模材料注入骨突下方的倒凹区。前庭沟注射完成后，再沿着腭中缝从后向前继续注射藻酸盐，这样能保证腭穹隆印模完整，不会因材料不足而产生气泡。

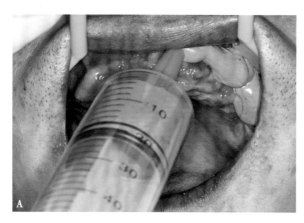
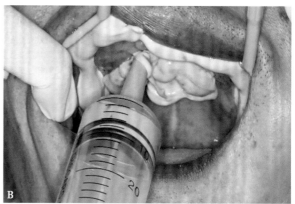

图 4-2-5 上颌注射藻酸盐的顺序

A. 始于单侧上颌结节，终于上唇系带；B. 沿腭中缝从后向前

（2）制取下颌印模时，注射印模材料从单侧磨牙后垫开始，沿着颊侧前庭沟，直到对侧磨牙后垫；接着从单侧下颌舌骨后窝区开始注射，沿口底走行到对侧下颌舌骨后窝区。当托盘就位后，要注意观察患者下唇及颏部肌肉状态，避免出现紧缩，否则下颌前牙区前庭沟内的印模材料会被挤压溢出，导致此处印模边缘菲薄。下颌颊棚区的黏膜移动度是上颌颊黏膜的 2～3 倍，当此处的印模材料过多

时,常会把黏膜皱襞向外侧过度推开,致使初印模的颊棚区显得非常宽大,从而影响个别托盘边缘的界定。为了获取变形最小、最自然的下颌模型,建议有条件者选用 FCB 托盘来制取印模,其操作要点是在下颌注射高流动印模材料之后,轻轻将托盘就位,嘱患者自然闭合上下唇含住托盘柄,医生站在患者后方,用双手手掌轻推其双侧面颊部向上,辅助排溢出颊棚区多余的印模材料。

3. 个别托盘边缘线的确定　在模型上确定个别托盘的边缘线十分重要,它直接决定后续制取终印模的边缘是否合适。如果个别托盘边缘线过短,可能会导致终印模材料边缘封闭不足,无法产生负压吸附效果。反之,如果个别托盘边缘线过长,则可能会影响唇颊舌的正常运动,导致边缘封闭被破坏,出现吸附力下降的情况。由于石膏模型上的一些解剖标志不太明显,故建议由医生在椅旁参考患者口内情况完成模型上的画线,以便技师能更准确地制作个别托盘。

（1）腭部后方封闭区画线:该区域对防止义齿脱落有非常重要的意义,义齿基托后方的封闭区与黏膜紧密的接触才能获得良好的封闭。捏鼻呼气法（软腭下坠）和"啊"线法（软腭抬起振动）,软硬腭交界线明显,该区域为封闭区。个别托盘的后缘区在封闭区的后方约 1～2mm 处。

（2）唇颊舌系带处画线:个别托盘在唇颊舌系带处应充分避让,形成与之形态相对应的切迹,避免系带的运动牵拉导致托盘脱位（图 4-2-6）。唇系带运动方向是垂直向,因此在此区域画线呈垂直向 U 形（图 4-2-7A）;颊系带运动方向为前后向,因此在此区域画线呈 V 形（图 4-2-7B）。因为上唇和口轮匝肌动度超过后牙区软组织的动度,所以上颌前牙区唇侧边缘线离开黏膜皱襞约 3mm（图 4-2-7C）,上颌后部颊侧个别托盘的边缘线应离开颊黏膜皱襞最深处约 2mm。

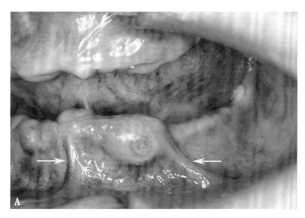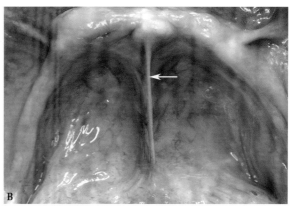

图 4-2-6　唇、颊、舌系带（箭头示）
A. 唇系带及颊系带;B. 舌系带

（3）颊棚区画线:由于 AccuDent 托盘与 FCB 托盘在颊棚区印模的压力不同,因此两者所制取的模型在此处的个别托盘边缘线也稍有不同。对于 AccuDent 托盘来说,颊棚区个别托盘的边缘线应该沿着颊肌附着处,即参照外斜嵴的走行来画定,它往往是在颊棚区黏膜皱襞最深处短 2mm 左右的位置。对于 FCB 托盘来说,由于其制取的是闭口状态下最自然的黏膜形态,所以它在颊棚区的个别托盘边缘画线则是直接沿着颊黏膜皱襞走行,即颊棚区内侧最低点画线。

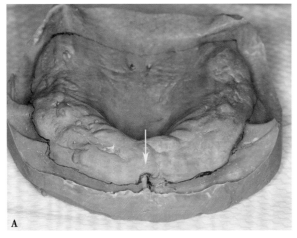
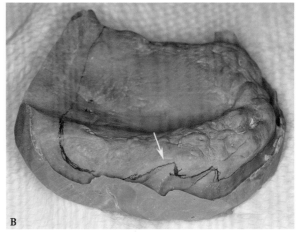
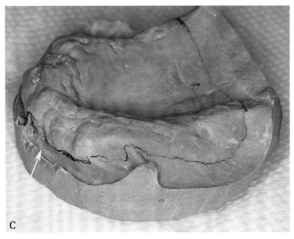

图 4-2-7　系带的运动方向（箭头示）

A. 唇系带运动方向呈垂直向；B. 颊系带运动方向呈前后向；

C. 上颌唇侧边缘线离开黏膜皱襞约 3mm

（4）颏肌附着区画线：该区是容易被忽略的部位，颏肌在吞咽时收缩明显（图 4-2-8A），可能会将下颌义齿前部基托推起而破坏边缘封闭，所以下颌个别托盘的唇侧边缘线要尽量避开颏肌附着（图 4-2-8B）。如果患者下颌前部牙槽嵴宽度不足且患者颏肌收缩不明显，个别托盘边缘线也可以稍微覆盖颏肌附着，避免个别托盘在此处过窄而容易折断。在制取印模时让患者做吞咽动作来完成此区域的边缘整塑。

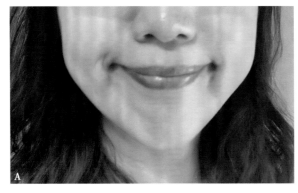
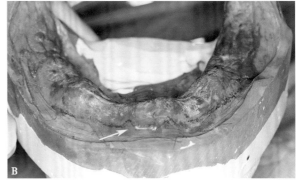

图 4-2-8　颏肌附着区

A. 吞咽动作，颏肌收缩；B. 个别托盘边缘线避开颏肌（箭头示）

（5）磨牙后垫边缘线：磨牙后垫的边缘较易识别，利于画出完整的边缘线（图4-2-9A）。部分患者在第二磨牙远中到磨牙后垫颊侧根部区域会附着条索状的肌腱膜（图4-2-9B），在画个别托盘的边缘线时要注意充分避让（图4-2-9C）。

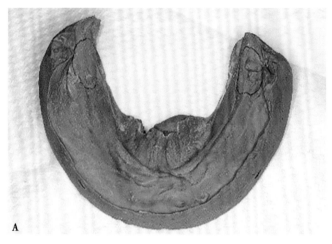
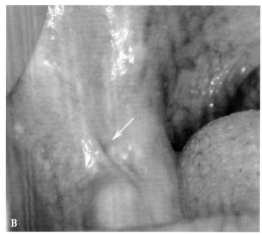
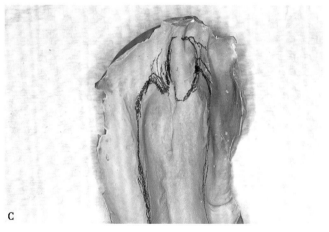

图4-2-9　磨牙后垫处个别托盘边缘线
A. 磨牙后垫边缘线；B. 条索状肌腱膜（箭头示）；C. 避让条索状肌腱膜后模型上的边缘线

（6）下颌舌侧个别托盘画线：下颌舌骨嵴起自磨牙后垫舌侧最内边缘的中心点（图4-2-10A），沿着第三磨牙舌侧斜向前下到前磨牙区，表面黏膜较薄，通过触诊很容易找到。在它内侧后方的下颌舌骨后窝区存在倒凹，义齿基托可以稍微进入这个倒凹以获取固位力。在画线之前应在模型上描出下颌舌骨嵴的走向，个别托盘边缘线起自磨牙后垫舌侧中心点后2mm（图4-2-10B），沿着下颌舌骨嵴下方2mm的倒凹区画线，向前到达S形曲线的转折点，然后沿着牙槽嵴舌侧最突出的部分向前走行到达舌系带（图4-2-10C）。

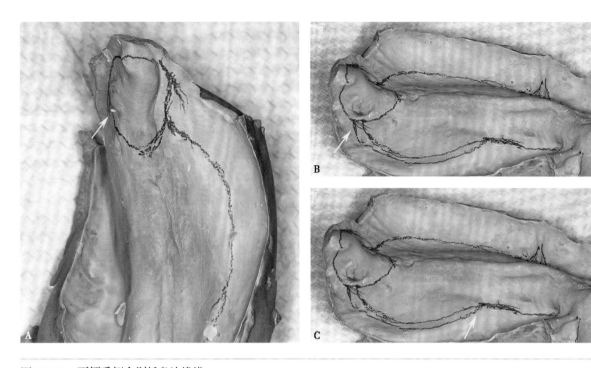

图 4-2-10　下颌舌侧个别托盘边缘线

A. 磨牙后垫舌侧最内侧边缘的中点（箭头示）；B. 个别托盘起始点，向下延伸进入下颌舌骨后窝区（箭头示）；C. 向前到达 "S" 形曲线转折点（箭头示）

三、正中托盘记录咬合垂直距离的常见问题和处理

正中托盘是生物功能性全口义齿修复首诊用来记录垂直距离的工具。该工具使用简单，可以应用专用硅橡胶重体材料或制取初印模的重体材料来完成。

（一）正中托盘的安装

正中托盘的支持栓钉有两类，一类栓钉零件上下对称，无大小之分；另一类栓钉零件上下不对称，有大小之分（图 4-3-1A）。当油泥材料放在正中托盘上下两侧，就会包裹支持栓钉，因小零件支持栓钉无上下之分，所以不会影响正中托盘放入上下颌（图 4-3-1B），但如果选用较大零件支持栓钉，边缘较长的那侧位于上面，以阻挡舌体（图 4-3-1C）。**正中托盘上标记出边缘较长的一侧，避免放置油泥后无法辨识支持栓钉的方向。**

（二）正中托盘记录咬合垂直距离的方法

虽然在制取功能性印模时，可以通过加蜡片或者去掉白色咬合板来对咬合垂直距离进行调整，并可以同步调整哥特式弓描记针高度，但是仍然建议在正中托盘记录咬合垂直距离时要做到尽量精准。首先，测量下颌姿势位的垂直距离（图 4-3-2A）或口外呼气法的垂直距离（图 4-3-2B），两者基本相等，相互验证，然后减去息止𬌗间隙的距离 2～3mm，则确定为暂定的垂直距离。接着使用正中托盘载有硅橡胶油泥材料，放入患者口内咬合至暂定垂直距离（图 4-3-2C）。在操作过程中有以下几点值得注意：

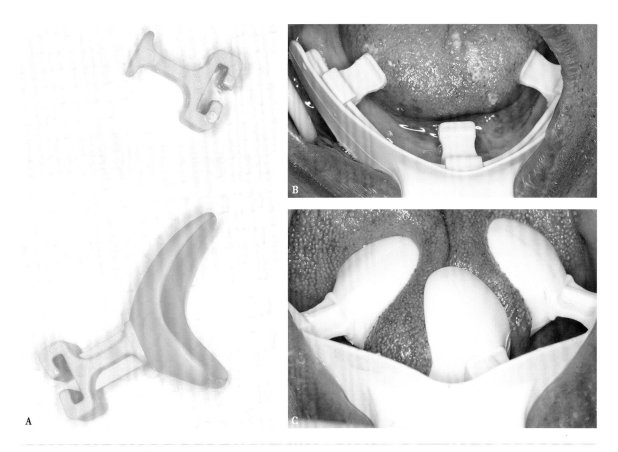

图 4-3-1　正中托盘的使用方法

A. 两种支持栓钉；B. 小零件支持栓钉放在患者口内不分上下；C. 边缘较长部分栓钉位于上方阻挡舌体

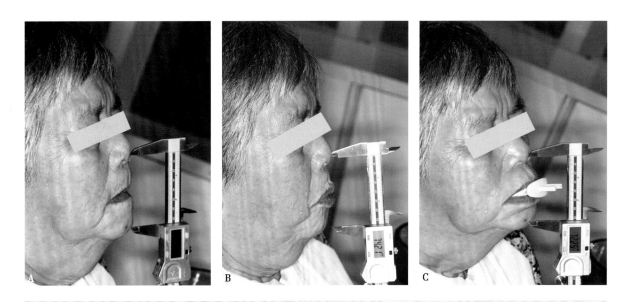

图 4-3-2　确定垂直距离的方法

A. 下颌自然放松状态下测量下颌姿势位垂直距离；B. 口外呼气法测量下颌姿势位垂直距离；C. 正中托盘咬合至确定的垂直距离

（1）选择适宜的测量工具：使用游标卡尺测量标记点间距离（图 4-3-3A），而不是使用传统的垂直距离测量尺（图 4-3-3B）。测量过程中，卡尺尽量不要用力碰到患者，以防止患者反应性收缩皮肤，影响测量结果。

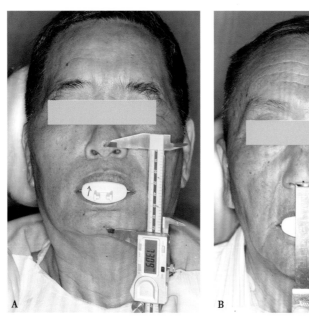

图 4-3-3　测量垂直距离的工具
A. 使用游标卡尺测量垂直距离；B. 使用垂直距离尺测量垂直距离

（2）正中托盘就位的顺序：硅橡胶油泥印模材料混合好后搓成长条状放在正中托盘支持栓钉两侧，旋转放入患者口内，先将托盘压向下颌牙槽嵴并确保对齐中线（图 4-3-4A），操作者控制托盘位置，注意避免正中托盘翼板顶住或压迫牙槽嵴，嘱患者做吞咽动作，患者闭口时上颌牙槽嵴才可以咬到印模材料里（图 4-3-4B），以准确记录牙槽嵴形态，便于后续与石膏模型匹配（图 4-3-4C）。

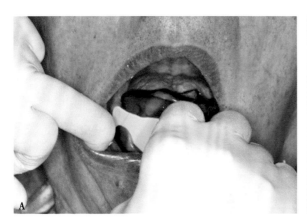
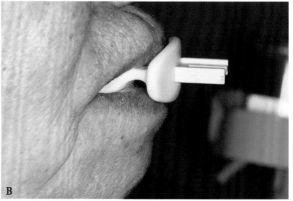

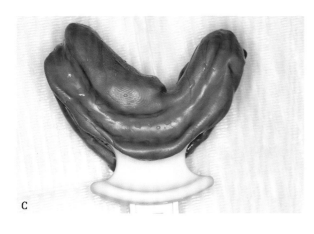

图 4-3-4　正中托盘的就位顺序
A. 正中托盘先就位于下颌；B. 嘱患者吞咽咬合,确保上颌牙槽嵴咬到印模材料里；C. 制取完成后的咬合记录,牙槽嵴形态清晰

（3）垂直距离不当的处理：如果首次制取垂直距离感觉不到位,不要将全部印模材料去除后重取,建议使用牙科手术刀先切去硅橡胶油泥咬合面上的一薄层,再重新取少量油泥材料,混合均匀后放在第一次固化材料表面,重新放入患者口腔内咬合至合适的位置,并获得正确的垂直距离（图 4-3-5 ）。

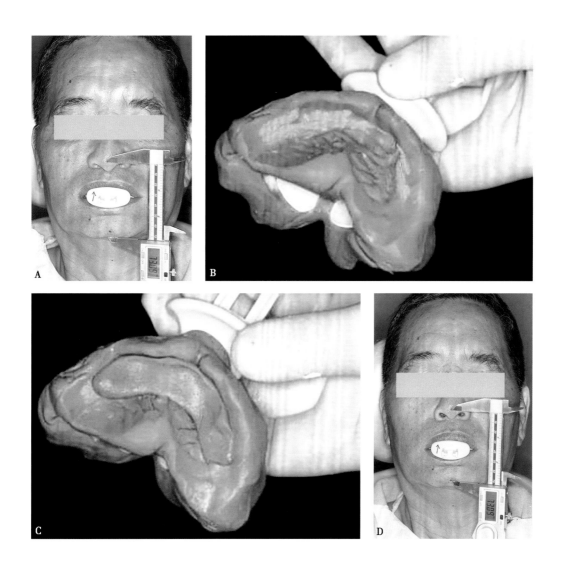

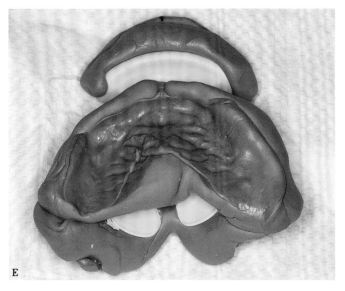

图 4-3-5 正中托盘制取垂直距离不足或过高的处理方法

A. 患者咬合过快，垂直距离低于预定垂直距离；B. 去除硅橡胶油泥组织面上的部分材料；C. 再次放入少许油泥；D. 重新咬合至预定垂直距离；E. 咬合完成的记录

四、功能性印模制取的常见问题和处理

初印模灌注成石膏模型，技师采用面部观察法或水平导板法确定𬌗平面后，根据正中托盘咬合记录，将初始模型上𬌗架。参考先前画好的个别托盘边缘线，在𬌗架上制作出制取终印模的个别托盘。医生在椅旁需要对个别托盘进行检查后才能开始功能性印模的制取。

（一）生物功能性全口义齿个别托盘的制作

在生物功能性全口义齿修复中，用安装有 Gnathometer M 哥特式弓装置的个别托盘制取终印模和获取咬合记录。相比上颌全口义齿，下颌全口义齿的吸附性较差，为了获得下颌全口义齿的吸附性，下颌个别托盘制作的注意事项如下：

（1）下颌个别托盘的后缘形态：远中要包住整个磨牙后垫，托盘边缘避开颊棚区后缘以及磨牙后垫前缘根部的肌腱膜（图 4-4-1）。在闭口状态下制取磨牙后垫的外形（图 4-4-2），以利于在磨牙后垫上方形成颊舌闭合点（BTC 点）。

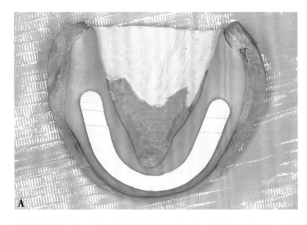
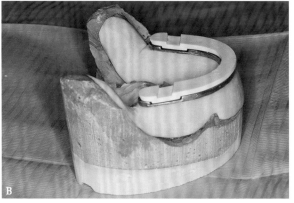

图 4-4-1 个别托盘的远中覆盖整个磨牙后垫

A. 𬌗面观；B. 侧面观

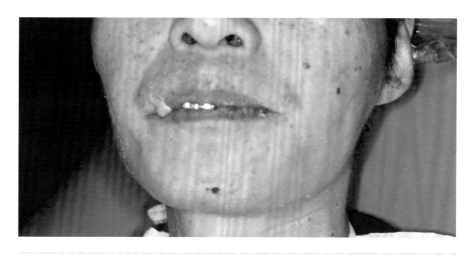

图 4-4-2　闭口状态下制取印模,防止磨牙后垫变形

（2）下颌个别托盘磨光面的形态:个别托盘下颌前牙区的颊侧磨光面应形成凹面形(图 4-4-3),避免下唇抬起或使下颌义齿基托移动,从第二磨牙到磨牙后垫的颊侧磨光面也要形成一个凹面形,避免影响颊黏膜的运动,而舌侧磨光面则应该保证舌体有足够的运动空间。

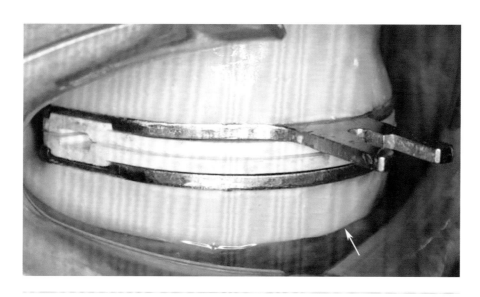

图 4-4-3　下颌义齿前牙区磨光面表面形成凹面形(箭头示)

（3）下颌个别托盘的边缘厚度:下颌个别托盘在舌下区应保证足够的厚度,这样舌下区海绵状组织能够对下颌舌侧基托形成严密的包裹,有利于下颌义齿获得良好的固位力(图 4-4-4)。同时,保证在颊棚区的托盘也要有足够的厚度,这样义齿才能被颊侧黏膜稳定支撑。

（二）取模前对个别托盘的检查

在正式开始功能性印模之前,务必对个别托盘进行一系列检查和调整,此步骤非常重要,它直接影响印模的质量。

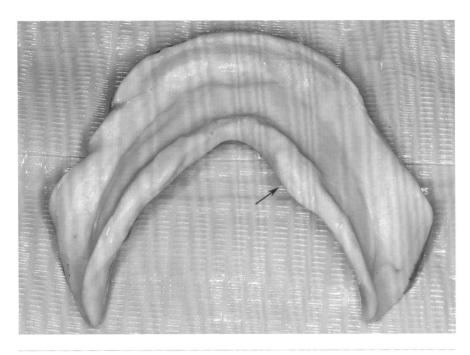

图 4-4-4　下颌个别托盘在舌下区的厚度足够（箭头示）

（1）检查 Gnathometer M 哥特式弓各部件的安装情况：Gnathometer M 哥特式弓装置由三部分组成，分别是金属基础弓板，白色咬合板和哥特式弓的描记针、描记板，其中白色咬合板相当于传统𬌗托中的𬌗堤，单片厚度是 2mm（图 4-4-5）。

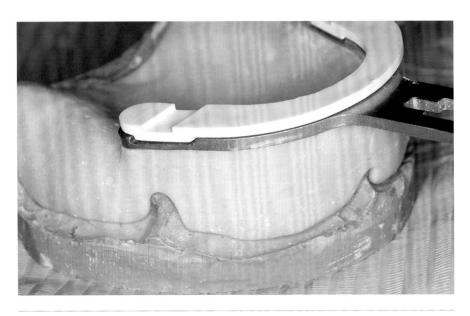

图 4-4-5　安装 Gnathometer M 哥特式弓部件的个别托盘

将安装了 Gnathometer M 哥特式弓部件的个别托盘送到椅旁时，要注意提前检查各部件的安装情况。首先检查白色咬合板是否变形，其与基础弓板的插销是否松脱。因为经过反复消毒后，在临床上使用时确实会有结合不紧的情况，可能影响咬合（图 4-4-6）。

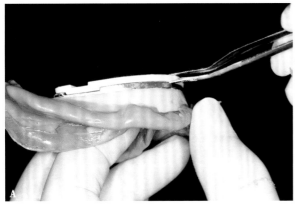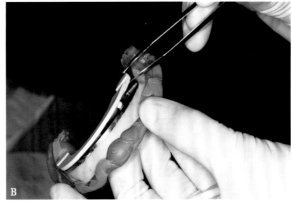

图 4-4-6　检查白色咬合板和基础弓板的插销是否松脱
A. 检查前部；B. 检查后部

　　其次，将白色咬合板去除，使用钳子将描记板与描记针放到基础弓板上，检查哥特式弓描记部件是否可以顺利安装到基础弓板上，同时确保固位稳定，不松脱（图 4-4-7）。

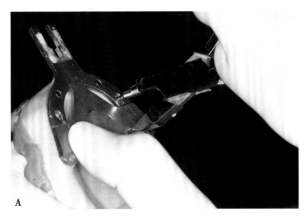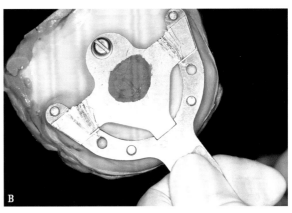

图 4-4-7　哥特式弓部件的安装
A. 钳子安装描记板；B. 描记部件反复使用，有变形，容易松脱

　　（2）检查颌位关系是否正确：初诊采用正中托盘制取的咬合记录不一定是完全准确的，在开始制取终印模之前还需要对其进行检查，因为垂直距离不合适会导致上下颌个别托盘的咬合力不均匀，最后必将影响终印模的质量。首先，将上下颌个别托盘放入患者口内，并让患者咬住，然后仔细检查上下颌的白色咬合板是否紧密接触，如果有个别部位咬合不紧密，可以通过在 34、36、44、46 牙位区域加蜡调整，直到确定上下颌咬合板均匀接触后才可用于制取终印模（图 4-4-8，图 4-4-9）。

　　（3）检查托盘边缘是否过长或局部过厚：有经验的医生在试戴托盘的过程中就能够发现托盘边缘是否合适，而缺乏经验的医生建议使用普通藻酸盐印模材料按照功能性印模的流程试取一次（图 4-4-10A），以检查托盘边缘内外侧及整个组织面的印模材分布情况，如树脂托盘暴露在外、没有印模材覆盖即为托盘过长或过厚的部位，则需对应调改后再用藻酸盐印模重复检查，直到托盘合适后再开始边缘整塑（图 4-4-10B）。此步骤也能培训患者掌握主动肌功能整塑的动作，提高配合度，有助于后续取模的顺利开展。

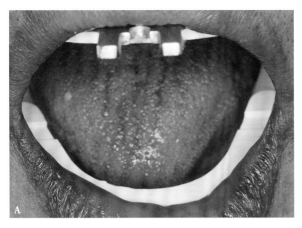
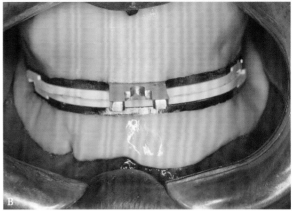

图 4-4-8　检查个别托盘
A. 检查个别托盘是否完全就位；B. 检查上下颌个别托盘上的白色咬合板能否均匀咬合上

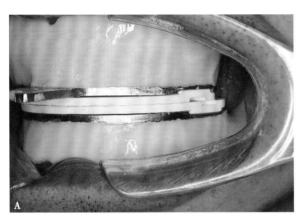
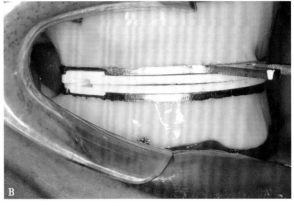

图 4-4-9　个别托盘双侧咬合板接触情况
A. 左侧观；B. 右侧观

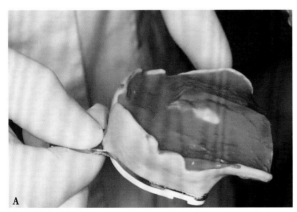
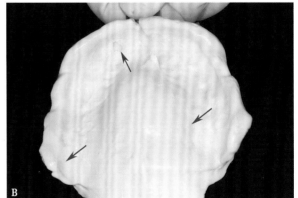

图 4-4-10　检查托盘边缘与组织面是否合适
A. 普通藻酸盐印模材料试取印模；B. 树脂托盘暴露部分表明托盘边缘过长或局部过厚（箭头示）

（三）功能性终印模制取常见问题和处理

在生物功能性全口义齿修复中，功能性终印模的制取首先要进行边缘整塑，通过患者的自主运动记录边缘形态。整塑完成后，需对印模边缘进行相应地修整，随后，用同样的方法完成全组织面终印模的制取。操作过程中应注意的事项如下：

（1）边缘整塑材料应用要点：首先涂抹硅橡胶粘接剂，粘接剂要涂布于边缘内外侧5mm的范围（图4-4-11A）。然后在托盘边缘放置整塑用的重体材料，要保证重体材料在每个部位均匀，不要过少，且每个部位的重体材料要和混合头直径一致（图4-4-11B、C）。

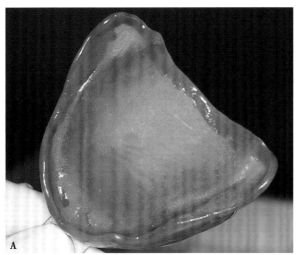
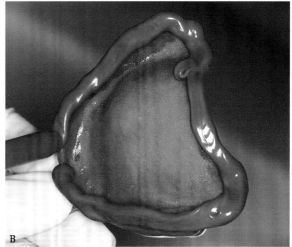
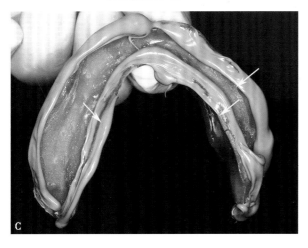

图4-4-11　边缘整塑材料应用要点
A. 保证边缘内外侧5mm处均匀涂抹硅橡胶粘接剂；B. 重体材料覆盖整个托盘边缘，不要过少；C. 局部涂布过少，没有达到混合头直径大小（箭头示）

（2）边缘整塑过程完成后的注意事项：去除个别托盘边缘过多的整塑材料（图4-4-12），在托盘内表面涂布粘接剂于树脂托盘，重体硅橡胶处不用涂布粘接剂（图4-4-13A）。在托盘表面用注射器均匀放置一层高流动性轻体材料（图4-4-13B），再次放入患者口内，重复边缘整塑步骤，完成上颌终印模的制取（图4-4-13C）。用手术刀修整上颌结节区和上腭后部多余的印模材料，以防影响颊黏膜和舌侧接触点（BTC点）处的形态（图4-4-14）。

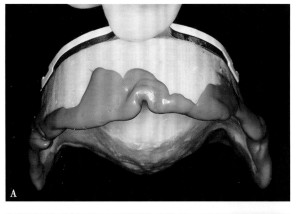

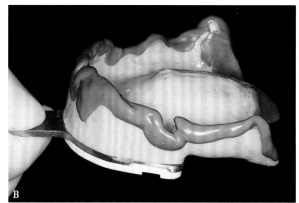

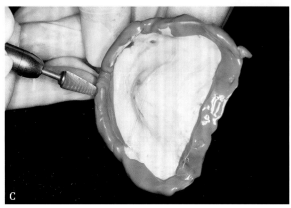

图 4-4-12　整塑完成的边缘形态及后续处理

A. 边缘整塑后唇系带形态；B. 边缘整塑后颊系带形态；C. 去除边缘 5mm 范围之外的整塑材料

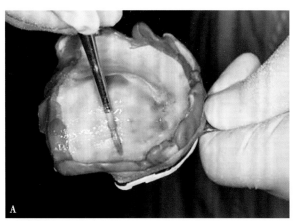

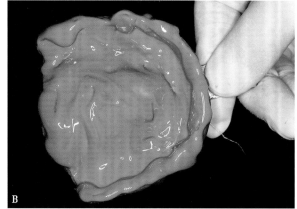

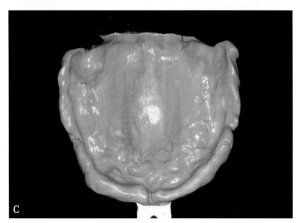

图 4-4-13　终印模的制取

A. 托盘内表面涂布粘接剂；B. 均匀放置高流动性轻体材料；C. 完成的上颌终印模

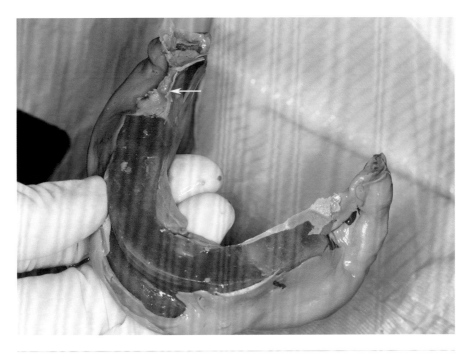

图 4-4-14　颊黏膜和舌侧接触点（BTC 点）的形态（箭头示）

（3）下颌制取功能性印模的动作详解：第一，嘱咐患者依次发"衣"音和"乌"音，目的是在托盘边缘形成清晰的唇颊系带和黏膜边缘形态（图 4-4-15A、B）。注意此步骤中部分患者发音时会张开口，这将导致上下颌咬合板脱离接触，托盘组织面压力骤减。如果患者无法保证在咬合状态下发音，则需引导患者咬住上下颌，并交替做咧嘴笑和噘嘴的整塑动作即可。第二，嘱咐患者左右侧移动舌体，闭口位时再用舌尖推上下颌托盘的舌侧，以对抗医生手指的推力，通过下颌舌骨肌充分运动，形成口底轮廓（图 4-4-15C）。第三，嘱咐患者一定要做吞咽运动，一方面吞咽动作可牵拉磨牙后垫上方的颊黏膜向内，和舌侧接触形成 BTC 点，利于义齿外侧边缘在磨牙后垫处起封闭作用；另一方面，在吞咽过程中，颏肌收缩，下颌唇侧边缘可同时成形（图 4-4-15D）。

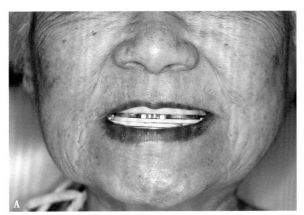
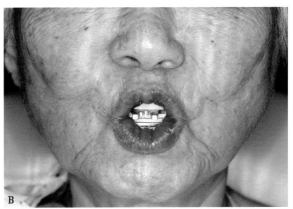

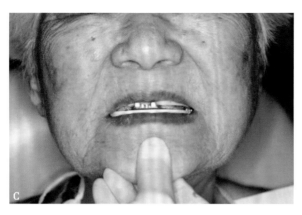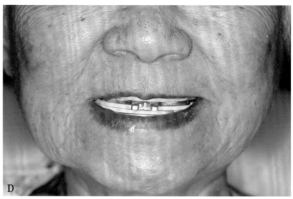

图 4-4-15　下颌制取功能性印模的动作详解

A. 发"衣"音,记录颊黏膜对应义齿基托颊侧的边缘形态;B. 噘嘴,发"乌"音,记录颊黏膜对应义齿基托颊侧的边缘形态;C. 伸舌左右运动后闭口,将舌体前推托盘舌侧;D. 吞咽动作,同时记录颏肌收缩时口腔前庭黏膜的边界

　　(4)下颌功能性印模舌侧边缘的厚度和长度是获得良好吸附力的关键:为了充分利用舌下皱襞的海绵状软组织来增强固位力,个别托盘在舌下黏膜皱襞区应具有较厚的印模边缘(图 4-4-16A、B)。下颌舌骨后窝区基托的长度应越过下颌舌骨嵴(图 4-4-16C)。下颌舌骨后窝区的边缘应该薄一些,避免妨碍舌体运动,而影响固位(图 4-4-16D)。

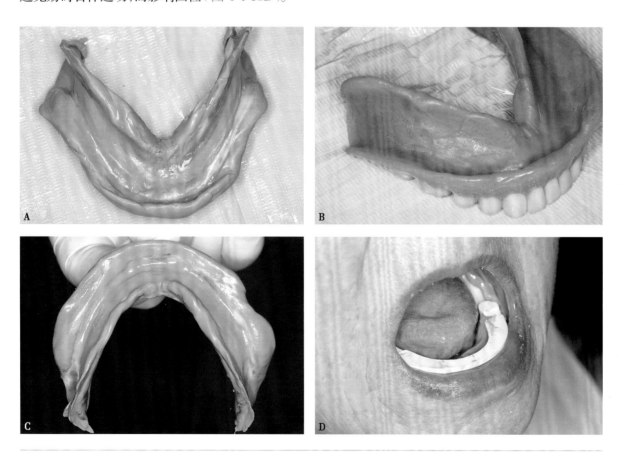

图 4-4-16　下颌功能性印模舌侧边缘的厚度和长度

A. 舌下黏膜皱襞区具有较厚的印模边缘(箭头示);B. 下颌舌侧基托有一定的厚度(箭头示);C. 下颌舌骨后窝区基托的长度越过下颌舌骨嵴;D. 小张口时舌下皱襞的海绵状软组织和舌侧基托印模边缘的关系

（5）印模质量检查：终印模组织面上可能会出现一些气泡，如果气泡较小且数量较少，对终模型影响较小可不做处理。如果气泡较大或数量较多，有条件者可考虑在局部使用超轻体硅橡胶，戴入口内重新整塑，修补气泡。不建议在终印模的组织面再次使用大量轻体硅橡胶进行重衬，这样会使溢出的硅橡胶叠加在已完成整塑的印模边缘，而过度推开黏膜，破坏原有的边缘封闭，造成印模的吸附力明显下降。

五、垂直和水平颌位关系制取的常见问题和处理

（一）记录垂直颌位关系常见问题和处理

生物功能性全口义齿修复在准确记录垂直颌位关系上有着显著的优势。众所周知，没有明确的、绝对性的标准来确定患者的咬合垂直距离，针对同一名患者，不同的医生，即使是同一位医生，在不同的时间测定的咬合垂直距离也不一定能得出相同的结果。为了减少误差，生物功能性全口义齿首先用正中托盘来确定临时垂直距离（息止殆间隙法和吹气法），再在取得终印模后，调整 Gnathometer M 描记针的咬合高度至合适的垂直距离（图 4-5-1A）。在操作过程中要注意，当描记针调整到合适的高度后要注意用蜡固定好描记针（图 4-5-1B），因为通常所用的描记针在反复多次应用后容易松脱。

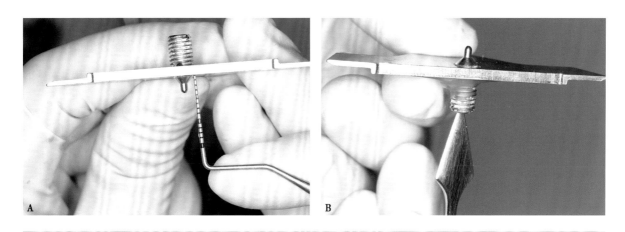

图 4-5-1　描记针的高度
A. 通过调整描记针高度确定垂直距离；B. 用蜡固定描记针

（二）记录水平颌位关系常见问题和处理

哥特式弓描记仪可以记录患者习惯性咬合位置和下颌各向运动的顶点。目前，主流观念认为下颌位置并不强调一定要位于下颌后退接触位，而是采用哥特式弓描记仪记录自主运动中下颌后退运动的边界，这并非是传统方法中，医生轻推患者下颌，患者被动引导所至的下颌后退接触位。因此，在下颌前伸、左右侧向运动的记录过程中，每次开始运动之前要先自主咬合，然后开始前伸、后退运动三次；自主咬合后，下颌左侧运动，回到正中，反复三次；再次自主咬合，下颌右侧运动，回到正中，反复三次（图 4-5-2A）。如果发现在记录板上的运动轨迹起点和哥特式弓的顶点不一致时（图 4-5-2B），

该如何确定呢？若起点清晰稳定，则以此点作为最终咬合接触位（图4-5-2C），而非箭头顶点的位置。最后将透明固定板的其中一个孔与起点对齐（图4-5-2D）。

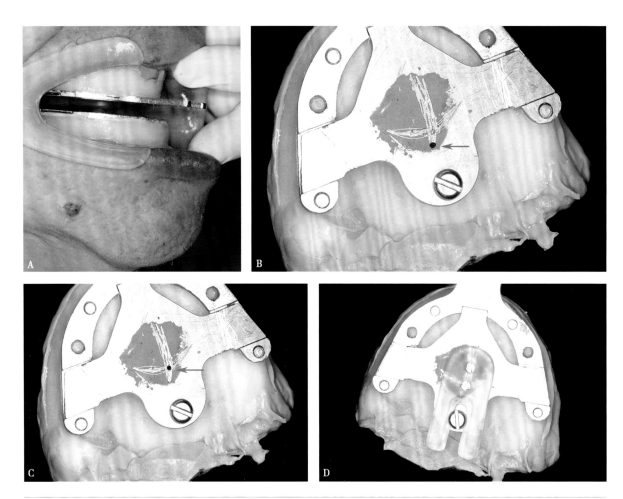

图 4-5-2　哥特式弓描记仪记录下颌水平颌位关系
A. 小幅咬合运动，记录下颌运动轨迹；B. 描记板上"↑"的顶点（箭头示）；C. 下颌运动的起点（箭头示）；D. 固定板的小孔与起点重合

六、终印模完成及人工牙排列常见问题和处理

1. 围模灌注　功能性印模制取完成后，获得了有利于形成良好边缘封闭的印模边缘形态和厚度（图4-6-1A），这直接决定了义齿基托边缘的范围。为了指导义齿基托边缘厚度和形态的制作，工作模型的灌注一定要采用围模灌注法（图4-6-1B），而非经常采用的直接灌模法（图4-6-1C）。

2. 转移模型至殆架　生物功能性全口义齿修复中将模型转移至殆架的方法有两种，一种是采用水平导板法上殆架（图4-6-2A）；另外一种是采用通用型面弓转移上颌对颞下颌关节的位置关系（图4-6-2B），并将上颌模型固定在 Stratos 300 型（Ivoclar Vivadent）殆架上（图4-6-2C）。

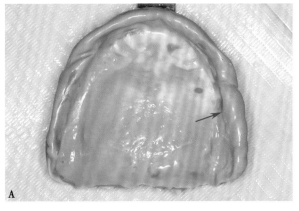

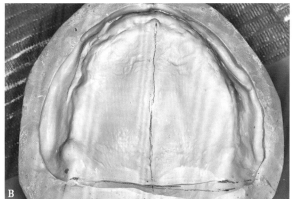

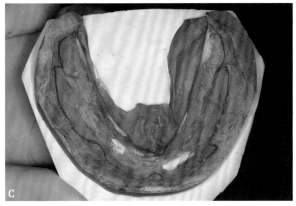

图 4-6-1　终印模围模灌注

A. 终印模边缘形态厚度清晰（箭头示）；B. 围模灌注出的模型；
C. 直接灌模法制作的模型

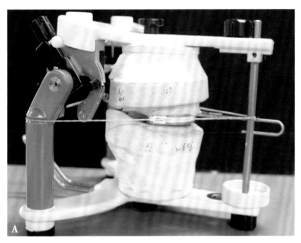

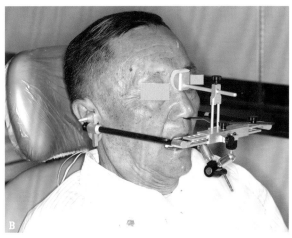

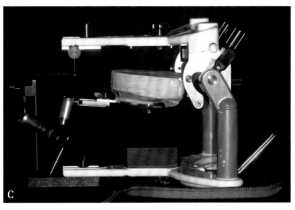

图 4-6-2　转移模型至𬌗架

A. 平均值法上𬌗架；B. 面弓转移；C. 面弓转移上𬌗架

3. 模型的认知与人工牙排列的常见问题和处理　模型是技师与医生、患者唯一交流的平台,即使医生在临床端已经对模型做了一些重要解剖标志点的标记,技师也要进行模型分析,在工作模型标记特定的解剖标志点,作为后期排列人工牙的参考依据。

（1）上颌模型标记线的意义:如图 4-6-3 所示。

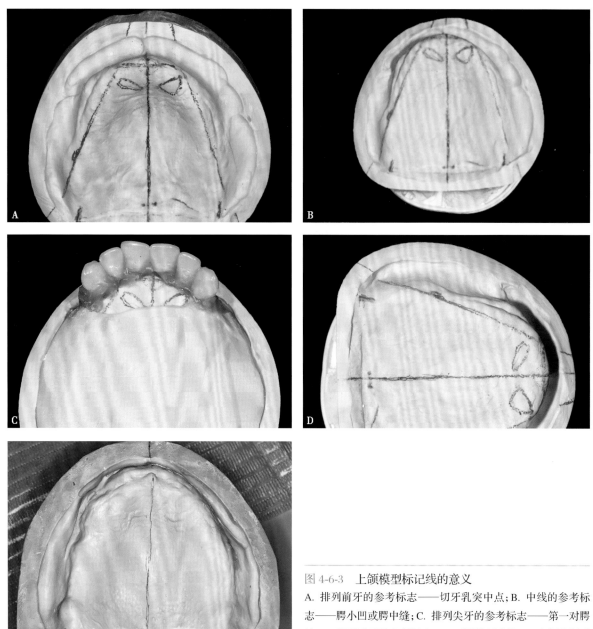

图 4-6-3　上颌模型标记线的意义
A. 排列前牙的参考标志——切牙乳突中点;B. 中线的参考标志——腭小凹或腭中缝;C. 排列尖牙的参考标志——第一对腭皱;D. 排列后牙的参考标志——牙槽嵴顶连线;E. 上颌基托后缘的标志——翼上颌切迹

（2）下颌模型标记线的意义:如图 4-6-4 所示。

4. 生物功能性全口义齿修复的咬合设计　无牙颌患者的咬合设计要遵循平衡𬌗理论。生物功能性全口义齿修复中人工牙的选择有两种形态,如果下颌牙槽嵴窄而低平者,选择 1 牙对 1 牙接触的舌侧集中𬌗;如果下颌牙槽嵴高而宽,且未见明显的骨吸收者,可选择 1 牙对 2 牙接触的正常𬌗。生物功能性全口义齿修复中可采用排牙导板来完成人工牙的排列,此时所用的排牙导板有二维和三维两种形式,二维导板是平均值,它只是固定的一个平面,适用于在未经面弓转移的𬌗架上的人工牙排列;三维导板是角度和方向可调的个性化定位平面,适用于在经过面弓转移的𬌗架上的人工牙排列。二维导板和三维导板都是按照纵𬌗曲线和横𬌗曲线设计的,人工牙的排列需要按照导板指示来完成(图4-6-5),以便于形成BTC点和建立平衡𬌗。

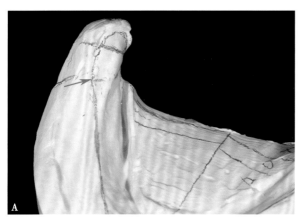

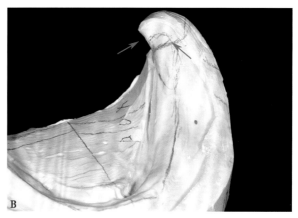

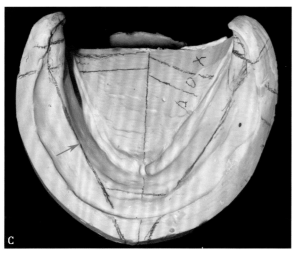

图4-6-4　下颌模型标记线的意义(箭头示)
A. 后牙边界的参考标志——磨牙后垫;B. 𬌗平面的参考标志——磨牙后垫远中1/3;C. 排列下颌牙的参考标志——平分颊舌侧牙槽嵴顶的中线

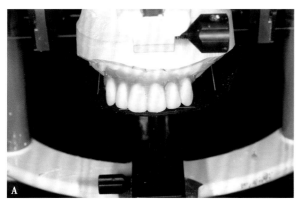

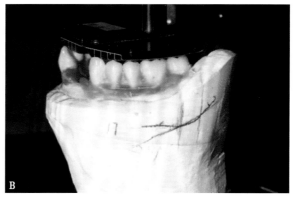

图4-6-5　排牙导板
A. 导板指示排列前牙;B. 导板指示排列后牙

七、义齿蜡型的检查要点

全口义齿人工牙排列完成后，让患者在口内试戴。注意义齿戴入后的第一印象非常重要。首先从正面和侧面观，患者面部外形是否自然和谐；嘱患者反复做正中咬合动作，若双侧颞部肌肉均有明显收缩动度，说明下颌没有前伸；若双侧肌肉动度一致，说明下颌没有偏斜。如有下颌前伸或偏斜，则要考虑重新记录颌位关系后，再次排牙。

1. 检查前牙与上唇的关系　每位患者都有不同的审美观，试戴蜡牙时首先要让患者感受一下人工牙的颜色、形态和排列，确认好患者的喜好，如果不满意，则及时在试戴蜡牙阶段更正。嘱患者下颌处于下颌姿势位的状态，上颌前牙的上唇下缘暴露量应控制在2mm范围内（图4-7-1A）；嘱患者微笑，观察微笑时上唇下缘和下唇上缘的微笑和大笑时的笑线位置（图4-7-1B），确认患者是否满意。

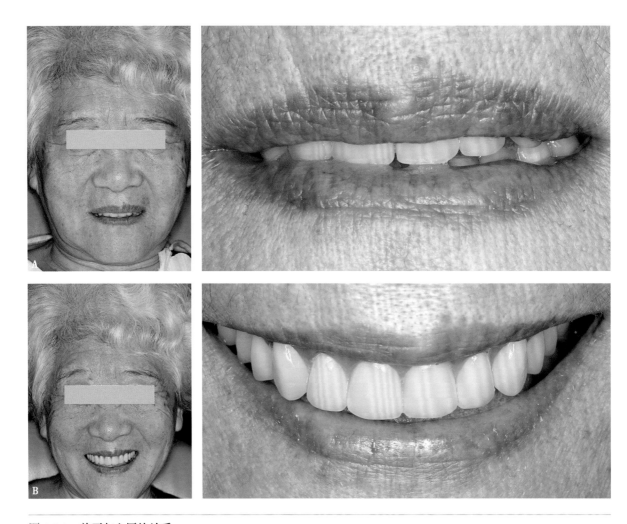

图 4-7-1　前牙与上唇的关系
A. 下颌姿势位时上唇下缘与上颌前牙的关系——上颌前牙切缘于上唇下缘暴露2mm；B. 微笑时上唇与上颌前牙的关系——自然、和谐

2. 检查后牙　从正面观，后牙的位置排列是否适当，下颌后牙的𬌗平面应等于或略低于舌侧缘（图4-7-2A）；从颊侧观，后牙在正中咬合时是否有稳定的尖窝接触关系（图4-7-2B）；示指放在上颌蜡

托前磨牙区颊侧,手指感觉蜡托是否平稳不翘动(图 4-7-2C);镊子插入上下颌人工牙之间检查是否有"假咬合"(图 4-7-2D);手指在下颌后牙中央窝及上颌后牙舌尖处加压,检查义齿在功能状态下是否稳定(图 4-7-2E、F)。

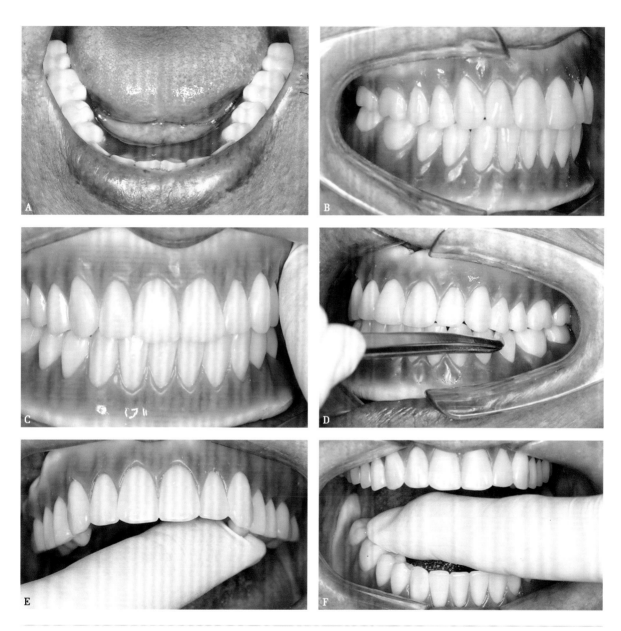

图 4-7-2　检查后牙
A. 检查下颌后牙的𬌗平面高度;B. 检查后牙咬合关系;C. 手指感觉蜡托是否平稳不翘动;D. 检查上下颌人工牙之间是否有"假咬合";E. 上颌翻转实验;F. 下颌翻转实验

　　3. 磨光面的形态　义齿的磨光面是指使义齿保持稳定的表面,唇颊向和舌腭向的肌肉作用力都会作用在磨光面上,唇颊舌肌力量处于平衡状态,有利于义齿的稳定,进而增加义齿的固位力。因此在试戴蜡牙时,一方面要关注咬合关系正确与否;另一方面要通过记录和评估患者的口颌功能状态,指导技师完成义齿磨光面的形态(图 4-7-3)。一般来说,无牙颌患者的咬合力会下降,而下降的咬合力也反映在患者的口腔黏膜动度减弱,如果外加义齿磨光面形态不良,则容易导致食物滞留在下颌颊部,引起不适。咬合力的大小同牙槽嵴的吸收程度直接相关,因此可以借助全景片检查剩余牙槽嵴的高度以评估患者的咬合力。

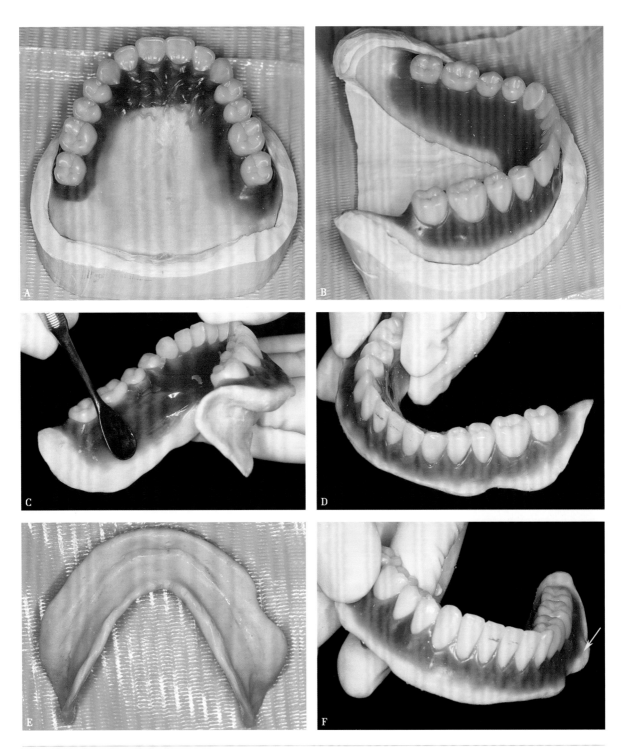

图 4-7-3   义齿磨光面形态

A. 对于牙槽嵴形态良好的患者可雕刻出清晰的腭皱形态;B. 舌根区磨光面成凹面;C. 调改舌侧蜡型,获得更大的舌空间;D. 下颌前牙区唇侧磨光面成凹面;E. 下颌舌侧基托要有一定厚度;F. 颊棚区的形态和厚度(箭头示)

八、义齿初戴的常见问题和处理

1. 义齿就位的检查　生物功能性全口义齿充分利用下颌舌骨后窝区的倒凹来固位,如果双侧倒凹区都很明显(图 4-8-1A),则需要磨改对应倒凹区的基托才能顺利就位,但应尽量通过单侧、少量、多次来完成磨改,可先磨去倒凹较大的一侧(图 4-8-1B),就位是先就位一侧倒凹区,再就位倒凹较小的一侧,这样才能确保全口义齿获得良好的固位。

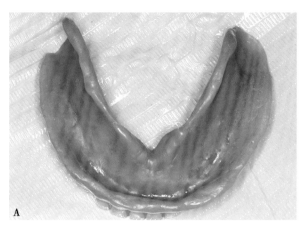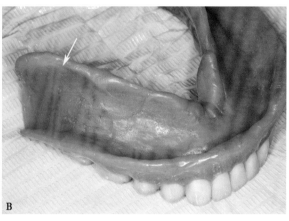

图 4-8-1　义齿就位的检查
A. 双侧基托对应倒凹区突起明显;B. 首先调磨较大一侧的倒凹(箭头示)

2. 检查义齿基托

(1)检查基托边缘的长短和形态:基托边缘过长过短都会影响义齿的固位,过长会压迫软组织引起疼痛,干扰唇颊舌肌的运动。上颌全口义齿的边缘与上唇系带及颊黏膜皱襞有关,全口义齿唇侧基托对应的唇系带区应形成相应的 U 形切迹(图 4-8-2,图 4-8-3A);全口义齿颊侧基托对应的颊系带区应形成相应的 V 形切迹(图 4-8-3B)。下颌全口义齿的边缘与下唇系带、颏肌附着及颊系带有关。特别注意的是下颌全口义齿基托边缘对应的颏肌附着处要做缓冲(图 4-8-3C),下颌前牙区颏部从一侧侧切牙到对侧侧切牙的唇侧磨光面应修整成凹面,这种形态能够减小义齿的脱位力,尤其是在颏肌收缩力较弱的情况下。

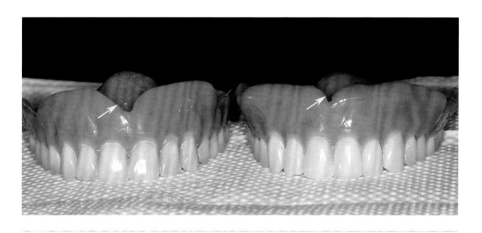

图 4-8-2　上颌全口义齿基托对应的唇系带切迹形态
左侧呈 V 形,形态错误;右侧呈 U 形,形态正确(箭头示)

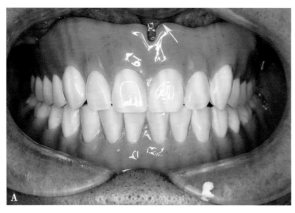
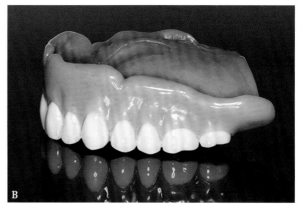
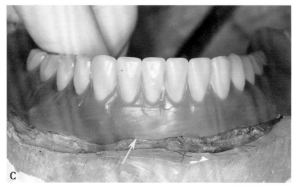

图 4-8-3　全口义齿基托边缘的厚度和长度

A. 义齿基托对应的唇系带切迹形态（箭头示）；B. 义齿基托对应的颊系带切迹形态；C. 下颌义齿基托边缘对应颏肌附着处要做缓冲（箭头示）

（2）检查基托磨光面的形态：基托磨光面的形态应呈凹形，如果呈凸形将影响义齿的稳定（图 4-8-4A），需磨改处理，但不可过凹，否则食物容易积存，尤其是下颌颊侧翼缘区，下颌唇侧磨光面的形态也应尽量呈凹形，有利于唇的支持（图 4-8-4B）。

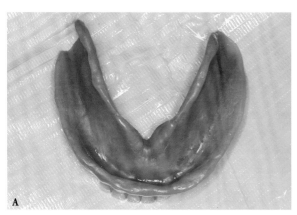
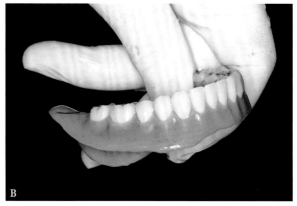

图 4-8-4　检查义齿磨光面形态

A. 下颌舌骨后窝区义齿磨光面过厚（箭头示）；B. 下颌唇侧凹形的磨光面有利于唇的支持

（3）检查义齿基托组织面的压力点：初戴义齿时，首先用手指触摸义齿基托的组织面，特别锐利的表面需使用桃形磨头磨除少许以缓冲（图 4-8-5），然后再试戴义齿。如果戴用义齿后出现疼痛，则使用压力指示剂或颜色指示剂确定局部压力过大的部位，并进行缓冲（图 4-8-6）。

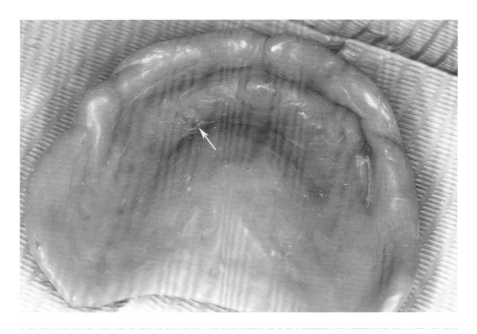

图 4-8-5　缓冲义齿基托锐利的组织面（箭头示）

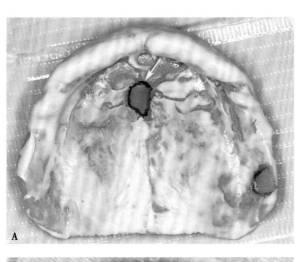

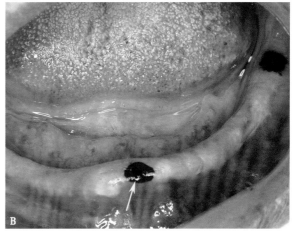

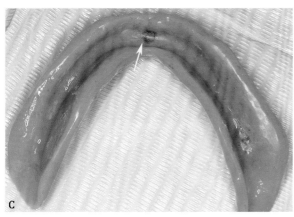

图 4-8-6　检查义齿基托组织面的压力点（箭头示）
A. 压力指示剂反映压力过大的部位；B. 使用颜色指示剂标记破溃或黏膜红肿的部位；C. 指示剂反映在义齿组织面上

　　3. 咬合检查与选磨调𬌗　无论是采用何种方式制作完成的全口义齿，协调稳定的咬合关系是其行使功能的必要条件。即使在全口义齿的制作过程中，使用面弓转移在全可调𬌗架上排牙，其间的许多步骤也会影响到理想的咬合平衡,所以义齿戴入口内后还要根据患者的实际情况进行咬合检查,并做相应的选磨调𬌗。

全口义齿戴入后咬合检查包括正中咬合、侧方𬌗和前伸𬌗运动中存在的早接触、𬌗干扰和咬合过低的部位。这里要注意全口义齿选磨过程中所指的𬌗干扰,即侧方𬌗和前伸𬌗接触滑动过程中多数牙尖不接触而个别牙尖的接触现象。选磨的方法如下:

(1)正中咬合早接触及选磨:选磨正中咬合的早接触点时,主要选磨与早接触支持尖端相对应的近远中边缘嵴和中央窝(图4-8-7)。

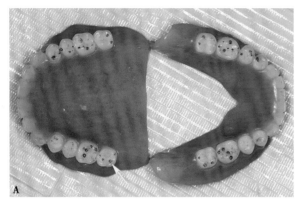 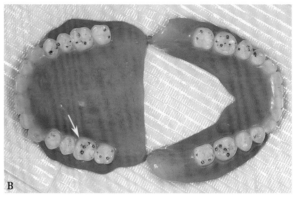

图4-8-7 正中咬合早接触的检查和选磨(箭头示)
A. 非支持尖早接触——调磨上颌后牙颊尖;B. 支持尖早接触,且侧方𬌗运动时,平衡侧无𬌗干扰——调磨对颌牙的中央窝或𬌗面边缘嵴

(2)侧方平衡𬌗:当下颌向一侧做咬合接触滑动运动时,两侧后牙均有接触为侧方平衡𬌗。工作侧上下颌后牙呈同名牙尖相对,平衡侧后牙呈异名牙尖相对(图4-8-8)。

工作侧的𬌗干扰发生在上颌后牙颊尖的舌斜面和下颌后牙颊尖的颊斜面,或上颌后牙舌尖的舌斜面和下颌后牙舌尖的颊斜面之间,应调磨非支持尖。

平衡侧的𬌗干扰发生在上颌后牙舌尖的颊斜面和下颌后牙颊尖的舌斜面之间,即发生在工作尖,如果该工作尖在正中咬合时也存在早接触,则调磨该工作尖,否则应调磨上下颌工作尖的干扰斜面,避免降低牙尖高度和咬合垂直距离。

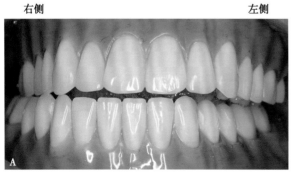 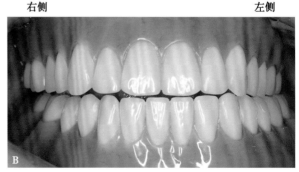

图4-8-8 侧方平衡𬌗
A. 右侧为工作侧,左侧为平衡侧;B. 左侧为工作侧,右侧为平衡侧

（3）前伸平衡殆：是指当下颌前伸至上下颌前牙相对，再滑回正中关系位过程中前后牙都有接触，它起到在前牙切割食物受力时，防止后部翘动的作用，这种作用是一种平衡作用（图4-8-9）。

如果前伸殆时，前牙或后牙出现殆干扰，则应参考的调改方案是：前伸殆后牙殆干扰发生在上颌后牙远中斜面和下颌后牙近中斜面，调磨时选择非功能尖，即上颌后牙颊尖远中斜面和下颌后牙舌尖近中斜面。对于前牙殆干扰，应选磨下颌前牙的唇斜面和上颌前牙的舌斜面，避免磨短上颌前牙。

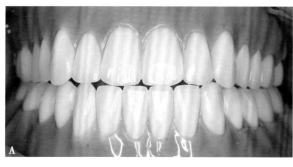
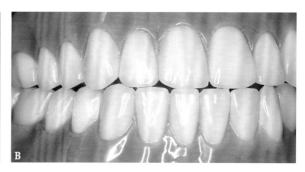
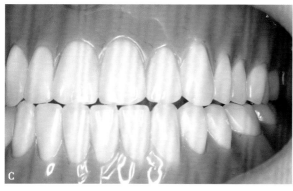

图4-8-9　前伸平衡殆
A. 下颌前伸至上下颌前牙相对，双侧后牙都有接触；B. 下颌前伸，右侧后牙多点接触的前伸平衡殆；C. 下颌前伸，左侧后牙多点接触的前伸平衡殆

4. 选磨的注意事项

（1）避免选磨支持尖，保持垂直距离。

（2）避免调磨过多，应单颌、少量、多次调磨。越调点越多，越磨点越大，至少达到三点接触，不必达到完全接触的平衡殆。

（3）使用小的磨头，尽量保持人工牙殆面的牙尖和沟窝形态。

第五章　生物功能修复系统在单颌全口义齿修复中的应用

单颌全口义齿是指上颌或下颌为全口义齿,其对颌为天然牙列,或牙列缺损采用可摘局部义齿、固定义齿或种植义齿修复完成。其实单颌全口义齿修复的难度比全口义齿大,因为无牙颌的颌弓和对颌牙弓不协调;对颌天然牙可能有伸长、倾斜、错位或严重磨损,导致补偿曲线和横𬌗曲线异常,一方面导致人工牙排列困难,另一方面受限于对颌天然牙列,不利于单颌全口义齿咬合平衡的建立,容易因𬌗干扰而脱位。

基于生物功能性全口义齿修复的优势,制作单颌全口义齿时,在无法改变现有客观条件的情况下,需按照生物功能性全口义齿修复的规范流程,制取无牙颌的功能性印模,增加单颌全口义齿的固位力;人工后牙排列与对颌天然牙的咬合接触尽量调整成舌向集中𬌗,使得垂直向𬌗力的传导方向接近牙槽嵴顶,排除前伸和侧方运动中的𬌗干扰,达到前伸平衡𬌗和侧方平衡𬌗。单颌生物功能性全口义齿制作基本流程如下:

1. 选择好合适的托盘,制取初印模(图 5-0-1A),下颌还是建议使用 Accudent 托盘,便于取到下颌舌骨后窝的位置。

2. 灌注模型,画边缘线(图 5-0-1B),技师完成上颌或下颌𬌗托的制作(图 5-0-2A)。

3. 椅旁调整蜡堤至适宜高度,采用直接咬合法引导患者下颌后退到正中关系位,保证双侧后牙区至少有三点接触(尽量多点接触),确保制取功能性印模时有均匀的咬合压力。

4. 上颌或下颌个别托盘功能性的边缘整塑(图 5-0-2B)。

5. 上颌或下颌制取功能性印模(图 5-0-2C、D)。

6. 戴入完成功能性印模制取的𬌗托,椅旁调整蜡堤高度至合适的咬合垂直距离,采用直接咬合法完成水平颌位关系的制取。

7. 排牙,试戴蜡牙(图 5-0-3),充胶完成(图 5-0-4)。

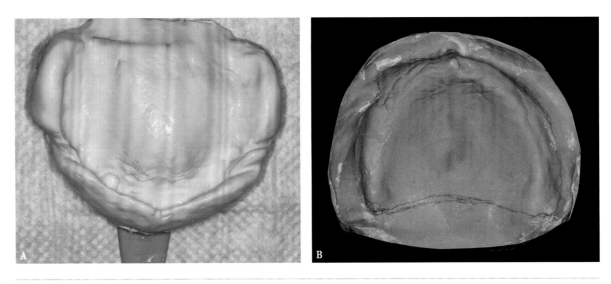

图 5-0-1 单颌全口义齿修复制取初印模

A. 藻酸盐制取初印模；B. 灌注模型，画出个别托盘的边缘线

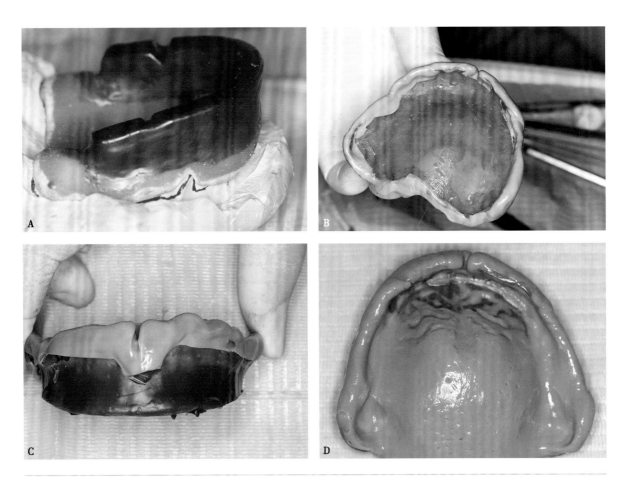

图 5-0-2 上颌单颌全口义齿制取功能性印模

A. 上颌𬌗托，包括基托和蜡𬌗堤，用直接咬合法确定颌位关系；B. 使用个别托盘完成边缘整塑；C. 上颌功能性印模唇侧观；D. 上颌功能性印模组织面观

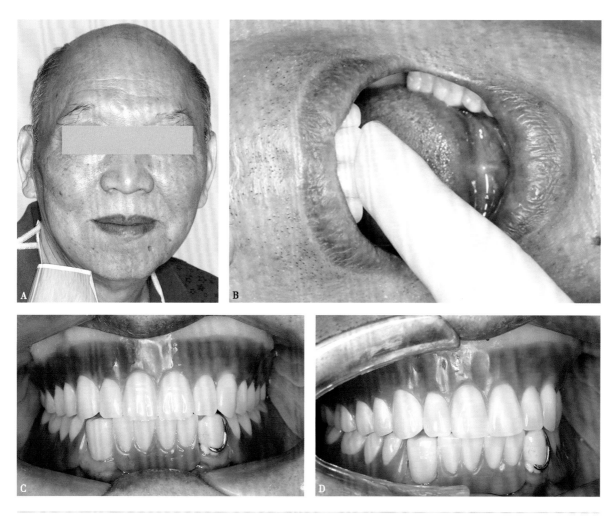

图 5-0-3　单颌全口义齿试蜡牙

A. 检查垂直距离及颌位关系是否正确；B. 翻转实验检查人工牙排列；C. 口内上下颌蜡牙咬合正面观；D. 口内上下颌蜡牙咬合侧面观

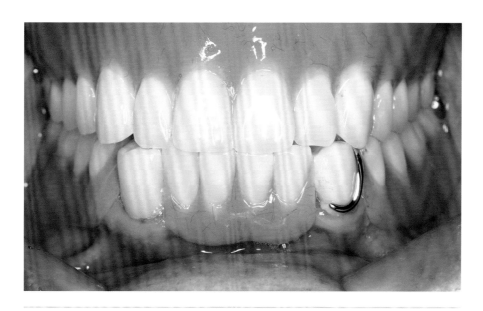

图 5-0-4　充胶完成的单颌全口义齿和下颌可摘局部义齿

参考文献

1. SCHAFFNER T.Handbook of complete denture of prosthetics.Liechtenstein：Ivoclar Vivadent，1994.

2. MDT K F.BPS-Totalprothetik mit system zum Ziel.München：Verlag Neuer Merkur GmbH，2003.

3. 阿部二郎,小久保京子,佐藤幸司.下颌吸附性义齿和BPS临床指南.骆小平,译.北京：人民军医出版社,2014.

4. SEIICHIRO S.The anatomical study of the frenum observed on the buccal mucosa of mandibular second molar and posterior of retromolar pad.J Acad Clin Dent，2008，28：14-20.

5. 岩城谦二,须藤哲也,小久保京子.下颌吸附性全口总义齿技术：高级版.张红,陈菲,孟翔峰,译.沈阳：辽宁科学技术出版社,2020.

6. YASEMIN K Ö.Complete denture prosthodontics：treatment and problem solving.Berlin：Springer，2019.

7. JAYARMAN S，SINGH B P，RAMANATHAN B，et al. Final-impression techniques and materials for making complete and removable partial dentures. Cochrane Database Syst Rev，2018，4：CD012256.

8. UPADHYAYA M，BANGERA B S. Revolutionising the era of complete dentures using the biofunctional prosthetic system. Guident，2016，9：18-22.

9. NEKORA-AZAK A，EVLIOGLU G，OZDEMIR-KARATAŞ M，et al. Use of biofunctional prosthetic system following partial maxillary resection：a clinical report. J Oral Rehabil，2005，32：693-695.

10. JAMBHEKAR S, KHEUR M G, DANDAGI S, et al.Total mandibular reconstruction and rehabilitation: a case report.J Oral Implantol, 2015, 41: 740-745.

11. NABEEL S. Scientific editorial-biofunctional dentures-a new way to rehabilitate edentulous ridges. Dent Foll, 2012, 6: 103-104.

12. MOHSIN A B, PRIYANKA M, SAMEE S. Preventive prosthodontics: combination of tooth supported BPS overdenture and flexible removable partial denture. J Appl Dent Med Sci, 2015, 1: 81-85.

图书在版编目（CIP）数据

生物功能性全口义齿修复常见问题与解析/吴哲主编. —北京：人民卫生出版社，2024.1
ISBN 978-7-117-35840-8

Ⅰ. ①生…　Ⅱ. ①吴…　Ⅲ. ①义齿学　Ⅳ. ①R783.6

中国国家版本馆 CIP 数据核字（2024）第 011255 号

| 人卫智网 | www.ipmph.com | 医学教育、学术、考试、健康，购书智慧智能综合服务平台 |
| 人卫官网 | www.pmph.com | 人卫官方资讯发布平台 |

生物功能性全口义齿修复常见问题与解析
Shengwu Gongnengxing Quankou Yichi Xiufu
Changjian Wenti yu Jiexi

主　　编：吴　哲
出版发行：人民卫生出版社（中继线 010-59780011）
地　　址：北京市朝阳区潘家园南里 19 号
邮　　编：100021
E - mail：pmph @ pmph.com
购书热线：010-59787592　010-59787584　010-65264830
印　　刷：北京盛通印刷股份有限公司
经　　销：新华书店
开　　本：889 × 1194　1/16　印张：5
字　　数：117 千字
版　　次：2024 年 1 月第 1 版
印　　次：2024 年 2 月第 1 次印刷
标准书号：ISBN 978-7-117-35840-8
定　　价：128.00 元

打击盗版举报电话：010-59787491　E-mail：WQ @ pmph.com
质量问题联系电话：010-59787234　E-mail：zhiliang @ pmph.com
数字融合服务电话：4001118166　　E-mail：zengzhi @ pmph.com

52检